中医临床实用与实践

主编 丁照亮 等

IC 吉林科学技术出版社

图书在版编目（CIP）数据

中医临床实用与实践 / 丁照亮等主编. -- 长春：
吉林科学技术出版社，2022.4
ISBN 978-7-5578-9540-2

Ⅰ．①中… Ⅱ．①丁… Ⅲ．①中医学－临床医学－研
究 Ⅳ．①R24

中国版本图书馆 CIP 数据核字(2022)第 118195 号

中医临床实用与实践

主　　编	丁照亮 等
出 版 人	宛　霞
责任编辑	赵　兵
封面设计	猎英图书
制　　版	猎英图书
幅面尺寸	185mm×260mm
开　　本	16
字　　数	148 千字
印　　张	6
印　　数	1–1500 册
版　　次	2022年4月第1版
印　　次	2022年4月第1次印刷

出　　版　吉林科学技术出版社
发　　行　吉林科学技术出版社
地　　址　长春市南关区福祉大路5788号出版大厦A座
邮　　编　130118
发行部电话/传真　0431-81629529　81629530　81629531
　　　　　　　　　81629532　81629533　81629534
储运部电话　0431-86059116
编辑部电话　0431-81629510
印　　刷　廊坊市印艺阁数字科技有限公司

书　　号　ISBN 978-7-5578-9540-2
定　　价　48.00 元

前　言

传承是根，创新是魂，传承是非物质文化遗产保护的基本特点，而传承人是非物质文化遗产保护与传承的重要组成部分，是非物质文化遗产保护的核心载体。传承人担负着非物质文化遗产的保护与传播的权利与义务，在非物质文化遗产传承保护中充分发挥这一群体的作用至关重要。传承也是中医学术发展的规律，创新是维系中医学术发展的生命力。经过一代代中医药人的不懈努力，实现了跨越式发展。尤其是近年"要着力推动中医药振兴发展，坚持中西医并重，推动中医药和西药相互补充，协调发展，努力实现中医药健康养生文化的创造性转化、创新性发展"，并指示"传承精华，守正创新"。

前言

目 录

第一章　脑病的病因病机

第一节　脑病的病因

脑病的病因是指作用于脑导致脑主神明功能失调或脑髓失养，从而引起思维、情志、认识、记忆、感觉、运动等功能失调的各种致病因素。包括外感六淫、疠气，内伤七情、饮食劳倦及痰饮、瘀血、外伤、先天禀赋等因素。

一、六淫致病

（1）风邪犯脑：风邪致病可发生于四季，但以春季为多。风为阳邪，易袭阳位，客于阳经而发脑病。风阳之邪，客于阳经，则化火热，纵火内燔，扰乱神明，可发为狂乱。风性主动，犯脑后常出现躯体的异常运动，可见四肢抽搐、角弓反张、震颤动摇等症。风性善行数变，常致病急骤，变化多端，如中风病，不仅发病迅速，而且极易发生各种变证。风为百病之长，不仅致病广泛，见症多端，且常与它邪合而犯脑，如风寒、风湿、风火、风痰等，表现为头痛、头晕、昏迷、抽搐、半身不遂、骨节酸痛等。内风证，多因痰火炽盛、风痰上扰、阴虚阳亢、肝风内动所致，表现为昏厥、痉挛、眩晕、麻木、口眼歪斜、角弓反张等多种症状，亦能产生精神症状。

（2）寒中于脑：寒邪致病，以冬季为主。头为诸阳之会，阳虚之人，寒邪易中于脑。一方面，足太阳为巨阳，而巨阳通脑，故寒入太阳，易入于脑；另一方面，寒喜中肾，肾由督脉而通于脑，终至寒伤脑。寒为阴邪，性凝滞，易伤阳气，致阳气郁遏，脑之真气不得敷和布达，可见头顶强痛、骨节痛等症。寒性收引，阴寒之邪客于经脉，易致经络、筋脉收缩拘急，关节拘挛屈伸不利。

（3）湿蒙脑窍：湿邪为病，多见于长夏，或久居湿地、冒雨涉水，亦易感受湿邪。湿为阴邪，易阻滞气机，若湿邪致病，阻遏脑之真气宣发敷布，临床上表现为神情呆滞，喃喃独语，身形木僵等。若湿邪与热邪胶结，蒙蔽清窍，阻遏经络，可见癫病、痴呆、神昏、不语、耳聋、目瞑、肢体不遂、麻木、痿躄拘挛等症。此外，脾阳不振之人每至湿从内生，湿性重浊黏滞，久留于阴，可致脑神不振，而出现多寐等症。

（4）燥邪耗津伤神：燥邪致病，多见于气候干燥之秋季。燥性干涩，易伤津液，津液亏虚，则阴血衰少，血不养神，脑神失养，则神识昏乱。此外，燥易伤肺，致肺津不能四布，脑髓失养，亦可见四肢痿厥不用诸症。

（5）火（热）扰神昏：火是热极的表现，为害最烈。火（热）为阳邪，其性炎上，易伤津耗气动风，扰乱神明，又极易与其他五气相合，演变各种病证。如风火相煽可出现两目直视、四肢抽搐、角弓反张等症。温热病火灼津伤液，出现唇焦舌燥、神昏谵语。火扰神明，脑神不和，可出现烦躁、不寐，甚或狂越妄动，神昏谵语。火邪致病非常广泛，《黄帝内经·素问·至真要大论》中的病机19条有5条属火，4条属热，如"诸热瞀瘈""诸禁鼓慄，如丧神守""诸逆冲上""诸躁狂越""诸转反戾"等都说明火邪伤神的征象。此外，五志过极，皆从火化，如大怒气逆，肝火上扰脑窍，表现为眩晕、耳鸣、急躁、失眠多梦等症。

（6）暑扰神明：暑邪致病有明显的季节性，多见于盛夏炎热季节。暑为阳邪，其性炎热，热盛蒸脑，会出现高热、头痛、烦躁、神昏谵语、闭窍动风。暑性升散，易伤津耗气，致气阴大亏，不能上承脑海，而出现嗜寐怠惰，甚至暑厥等证；同时，筋脉失养可出现颈项强直、口噤不语、抽搐等症。

二、疠气致病

疠气是自然界一种具有强烈传染性的致病邪气，又称疫气、戾气、疫毒、瘟霉，常通过空气、饮食、昆虫叮咬等传播。其致病性质和特点与六淫不同。《温疫论》云："夫温疫之为病，非风非寒非暑厥非湿，乃天地间别有一种疠气所感。"疠气致病传染性极强，发病急骤，病情危笃，一气一病，症状相似，如《温疫论》云："此气之来，无论老少强弱，触之者即病。"又如《黄帝内经·素问遗篇·刺法论》曰："五疫之至，皆相染易，无问大小，病状相似"。疠气致病，传变入里，扰及神明；或上扰于肺，上犯脑窍，蒙蔽脑神，导致脑窍闭塞，经络营卫闭阻，气血逆乱出现神昏、谵语、厥逆、闭证等。

三、七情致病

七情是指人的喜、怒、忧、思、悲、恐、惊七种情志变化，是人的大脑对外界客观事物和现象所做出的不同的情感反映。正常情况下，不会使人发病。只有突然、强烈或长期的情志刺激，超过了人体正常的调节范围，引起脏腑气血功能紊乱，才会致病。

七情过度，最易扰乱五脏之神，而"脑为元神之府"，五神在脑神的统帅下行使其功能，所以五脏之神受伤，脑神亦必受损。七情致病首先影响气血，而气血在体内的循环，由脑之真气所统帅，故而气血受伤易致脑病。《黄帝内经·素问·举痛论》云："百病生于气也，怒则气上，喜则气缓，悲则气消，恐则气下，……惊则气乱，……思则气结"。说明不同的情志变化，对人体气机的运行皆可产生不良的影响。如暴喜过度，兴奋失控，则心气涣散而不收，神无所藏而游离，临床上可出现心悸、不寐、心烦、多梦，甚则失神狂乱等症；《黄帝内经·灵枢·本神篇》曰"喜乐者，神惮散而不藏"。若暴怒伤肝，肝之疏泄功能失职，导致肝气郁滞，或横逆上冲，血随气涌，并走于上，蒙蔽清窍，而导致脑病的发生，临床上可见头晕头痛、脑胀耳鸣、失眠多梦，甚或昏厥等。《黄帝内经·素问·生气通天论篇》曰："大怒则形气绝，而血菀于上，使人薄厥"。忧（悲）是以情绪低落、焦躁为特点，过度悲忧，则损伤肺气，扰乱脑神，可见胸闷气短、精神萎靡、意志消沉等症。思虑过度则伤脾，脾伤则气血生化乏源，神失所养，脑失调畅而出现失眠、多梦、健忘、烦躁、不寐等症。恐慎过度，伤及肾气，肾气通于脑，肾之精气不足，可致脑之功能失常，气机逆乱，升降异常，可出现两便失禁，甚至昏厥；猝然受惊，心无所依，神无所归，虑无所定，扰乱脑神，可出现心悸、多梦、失眠、精神错乱、小儿夜啼等症。

四、饮食劳逸

饮食是水谷精微和气血之源，是人体赖以生存和维持健康的基本条件。如果饮食失宜，则会导致人体发病，主要包括饥饱失常、饮食偏嗜和饮食不洁三个方面。如过饱超过脾胃的受纳运化能力，中焦阻滞，气机升降失常，则可致"胃不和则卧不安"。暴饮暴食，食积日久，化热生痰，痰热相并，上扰神明，可致狂乱不安等病症。过食生冷，易伤阳气，致倦怠嗜卧，少气乏力等症。过食辛辣，灼津为痰，上扰神明，可见妄言谵语、骂詈叫号、狂笑暴怒、毁物伤人等症。过食肥甘厚味，滋生痰浊，可见邪蒙清窍，默默欲寐，卧起不安等。饮食失宜，日久损伤脾胃，气血生化乏源，脑失其养而见不寐、头痛等。饮食不洁，进食腐败变质或有毒之品，除出现腹痛吐泻症状外，严重者由于毒淫脑脏，可出现神昏、抽搐等症。

劳逸是指过劳和过逸。过劳，包括劳力过度、劳神过度和房劳过度三个方面。《黄帝内经·素问·举痛论》曰："劳则气耗"。劳力过度，耗伤机体正气，神气不足可见少气无力，四肢困倦，少气懒言，精神疲惫，欲卧嗜寐等症。劳神过度易致阴血暗耗，脑神失养出现神志不安，失眠多梦，头晕健忘，魂不守舍等症。房劳过度，易伤肾精，髓海空虚，脑失其养，则出现头晕头痛，失眠健忘，精神萎靡等症。同样，过逸也会伤气血为脑病，长期不参加适当的劳动和体育锻炼，会使气血运行不畅，人体正气虚弱，可见精神不振，怠倦嗜卧，肢体软弱乏力，心悸；过逸还表现在大脑久而不用、心脑消遣、思不再省，结果出现记忆无存，伎巧不出，神气昏庸，意识、思维均显迟钝。

五、痰饮瘀血

痰血和痰饮既是疾病过程中的病理产物，其形成后又可成为直接或间接作用于气血、经络、脑髓，成为导致脑病的原因。

痰和饮均是机体气化失常，水液代谢障碍的产物，其中清稀者为饮，黏稠者为痰。痰饮形成后，停滞于脑窍，则导致眩晕、神昏、癫狂、痴呆、健忘等病症。痰火扰神，可见不寐多梦，甚则哭笑无常，狂越妄动。风动痰升，上蒙清窍，可致中风、癫痫、痉挛、抽搐等病症。

瘀血多由气滞、气虚、热结、寒凝或离经之血等各种原因，导致血行不畅，瘀积凝结而成。瘀血形成后阻滞经脉、脑窍，发为脑病。其临床表现多种多样，诸如《伤寒论》所述"蓄血发狂"；《医林改错·血府逐瘀汤能治之症目》所述："夜不安者，将卧坐起，坐未稳又欲睡，一夜无宁刻，此血府血瘀"；《医林改错·癫狂梦醒通》："癫狂一症……乃气血凝，脑气与脏腑气不接"等，均说明瘀血可导致多种脑神失常病症。临床常见如头痛、眩晕、不寐、昏迷、中风、痿躄、癫狂、痫证、痴呆等病症，故瘀血致脑病临床上应足够重视。

六、先天禀赋

引发脑病的先天因素很多，其中包括遗传因素。主要是因为父母体质欠佳、精弱、病精、母病及胎、孕期间调理失当，或父母任一方患有脑病致其脏腑不平，影响小儿先天禀赋等，以致胎儿在母体中即疾病在身，尤以脑病更为多见，如五迟、五软、瘫痪、癫痫、痴呆等。

七、中毒外伤

在脑病的发生和发展中，中毒或外伤占有一定的比例。

中毒是由于各种有毒物质通过饮食、空气或皮肤进入机体，毒淫脑髓，而发为脑病，可出现烦躁不安、震颤麻木、抽搐痉挛、神昏谵语、瞳仁改变，重者致人于死。中毒包括药毒、饮食毒、虫兽毒，还有其他如职业接触毒物等。药毒包括有毒药物（如生川乌、生草乌、马钱子、巴豆、附子、生半夏、砒霜、轻粉等）或某些药物的应用超过其安全剂量。饮食毒是指某些动植物食品（如河豚、毒蕈、酒精等）本身固有的毒性成分或毒性作用及食品的污染、腐败而引起中毒。虫兽毒系指某些虫兽（如蛇毒、蜈蚣、蝎毒、狂犬等）所含有的毒性物质或具有的毒性。其他如一氧化碳气体、汞、铅、农药、工业废气、化学药剂等。

外伤主要由跌打损伤（如坠落碰撞、钝器打击、意外车祸等）、产伤等所致，既可直接损伤于脑而发病，也可因损伤他脏而病及于脑。脑部直接外伤者，多由于腿髓受震，扰乱神机，或因血络受损，血溢脉外，瘀血阻滞而发为脑病，称为外伤性脑病。

八、其他因素

除上面讲到的一些因素外，还有虫蛊致病，如脑囊虫病、肺吸虫病的脑型，"瘵虫"感染所致的结核性脑膜炎亦当属于此类。

其他如产后失血过多，或月经期感邪，亦可致脑神失养，神明受扰，而表现出语言错乱、意志不安、神思不宁或发狂等精神症状。

此外，某些地域因素，如缺碘可致智力低下等。

第二节　脑病的发病机制

脑病的发生、发展和变化，与患病机体的体质强弱、受邪方式、致病邪气的性质等因素密切相关。总的来说，脑病的基本病机离不开邪正盛衰、阴阳失调、脏腑功能失调、营卫气血逆乱等。

一、邪正盛衰

在脑病的发生、发展过程中，由于致病邪气与机体抗病能力之间的抗争，就会发生盛衰变化：若正气增长而旺盛，则促使邪气消退而衰减；反之，邪气增长而亢盛，则正气必然耗损而衰退，这种关系称为邪正盛衰，其直接关系到脑病的发生、发展与转归。《黄帝内经·素问·通评虚实论》中指出："邪气盛则实，精气夺则虚"。邪正双方力量对比的盛衰和消长变化，决定脑病病机或虚或实及虚实变化。

（1）邪气实：邪气实是指以邪气亢盛为矛盾主要方面，而人体正气未衰，尚能积极抗邪的一种病理反应，临床上表现为实证。这里的邪气是指以六淫、疠气及痰饮、瘀血和饮食情志等引起脏腑、经络、气血功能失调的有害因素。在脑病的发生、发展过程中正盛与邪实的程度关系到疾病的发生及病损的程度。如果人体正气强盛足以驱邪则不会发生脑病；如邪气亢盛，正气不足以抵御邪气，则邪气上犯巅顶，扰乱清窍或伤及脑髓，脑病就会发生。此时虽然邪气亢盛，但正气并未虚衰，而易形成邪正俱盛的争持局面，从而形成邪气壅滞，或闭阻经脉，或气机逆乱，或蒙蔽脑窍等多种多样的实性病理变化，临床上常表现为精神亢奋、躁扰不宁、二便不通等实性病理反应。如外感湿热疫毒之邪，热毒炽盛，传变入里，扰及神明就会出现高热、烦躁、谵语、抽搐，甚或昏迷等病变。

（2）正气虚：正气虚是指以正气虚损为矛盾主要方面的一种病理反应，临床上表现为虚证。导致正虚的原因很多，概括起来主要有先天与后天两方面。先天之虚，多源于禀赋不足，如孕妇失于调养，胎儿发育不全等；后天之虚，多因调摄不当，病后正亏，或邪气的损伤与破坏，致使人体气化衰减、精气、血、津液等精微物质生化不足；或由于气化亢进，而致使人体精微物质消耗过多，都可导致正虚，从而出现人体精气、血、津液亏损和脏腑功能衰弱、髓海空虚、脑失所养，遂发生脑病。临床上常表现为神疲体倦、声低息微、二便失禁、脉虚无力等虚性病理反应。虚的病理变化相当复杂，如正气不固，脏腑功能低下，气血生化不足，气化无力及气机升降不及等皆是。如禀赋不足，或年迈肾亏，或房劳过度，伤骨损髓，可致肾精亏损，髓海不足，脑失濡养，可见眩晕、头痛、失眠、多梦、痴呆、耳鸣、健忘等症。

（3）虚实夹杂：邪正的消长盛衰，不仅可以产生单纯的虚或实的病理变化，而且在疾病发展过程中，还可出现虚实之间的多种复杂变化。如邪气亢盛或病邪久留而损伤正气；或正气不足而致邪气变生者，均可形成邪盛和正衰同时存在的虚实夹杂病理状态。表现为以邪实为主兼正气虚损的实中夹虚证，或以正虚为主又兼实邪结滞于内的虚中夹实证。如年迈体亏，积损正衰，肝肾阴虚患者，若水不涵木，肝阳上亢，而出现眩晕肢麻，耳鸣耳聋，心中烦热，多梦健忘，脉弦细数者，是因虚致实，以肝肾阴虚为主兼肝阳上亢，则治疗当以滋养肝肾治本为主，佐以平肝清热；若在此基础上突遇情志相激，而见半身不遂，舌强言謇，头痛目赤，口苦咽干，心烦易怒，尿赤便干，舌红，舌苔薄黄，脉弦有力等症者，乃五志过极，暴怒伤肝，导致肝阳暴涨，风火相煽，血随气逆，上冲犯脑，发为中风。此时则以肝阳暴亢、风火上扰为主，肝肾阴虚为次，治疗当以平肝潜阳、息风通络治标为主，兼予滋养肝肾。由此可见，在脑病虚实夹杂的病理变化中，其邪盛正衰亦有孰多孰少、谁主谁次之分，故在脑病的病机分析中，尤当详辨虚实变化。

二、阴阳失调

阴阳失调是由于致病因素的干扰破坏，或疾病中病理变化的影响，体内阴阳之间失去相对平衡，形成阴阳或偏盛，或偏衰，或阴不制阳，或阳不制阴，或互损，或亡失，或格拒的病理状态。六淫、七情、饮食、劳倦等各种致病因素作用于人体，必须通过机体的阴阳失调才能形成脑病。脑为真气所汇之处，藏元神，源于先天父母之精，又赖后天肾精所养，由于肾气根源于命门肾间动气，而命门之气又本子父母先天脑髓所至真气，因而脑病产生的根本矛盾是阴精与阳气失调。由于脑为元神之脏，具有主宰人之精神活动的功能，因而脑病可以影响五脏阴阳，可导致它脏阴阳失调；同时脑有赖五脏功能正常而奉养，因而五脏阴阳失调为病，也必然导致脑之阴阳失调。因此，阴阳失调是脑病的根本病机所在，也是脑病的辨证总纲。

（1）阴阳偏胜：阴阳偏胜，是由于阴阳中的一方亢盛，而另一方不虚，从而表现为实寒或实热证候。阳偏胜，即阳盛，是指在疾病过程中出现的一种阳偏盛，功能亢奋，机体反应性增强，热量过剩的病理状态。形成阳盛的主要原因，多由于感受温热阳邪，或其他外邪从阳化热，也可由于七情内伤，引起气机郁滞化火，或瘀血、食积等郁而化热所致。多表现为阳盛而阴未虚（或虚亏不甚）的实热证。临床上可表现为烦躁、头痛、头晕、神昏，甚或惊厥等脑病症状兼有壮热、面红、目赤、便干、苔黄、脉数等实热症状。阴偏胜，即阴盛，是指在疾病过程中所出现的一种阴寒偏盛，功能障碍，产热不足及病理性代谢产物积聚的病理状态。形成阴盛的主要原因，多由于感受寒湿阴邪，阻遏阳气，从而导致阳不制阴，阴寒内盛。阴盛病机易于导致功能障碍，温煦气化不足，常可出现血脉瘀滞，痰湿、水钠潴留，而发生脑病。

（2）阴阳偏衰：阴阳偏衰，是指阴或阳亏虚引起的病理变化。凡是精、血、津液等物质的质或量方面的不足，则属于阴精亏损；而脏腑、经络等组织功能低下及其气化作用减弱者，则属于阳气虚衰。由于阴阳相互制约，一方面的不足，必然不能制约对方，而引起另一方相对亢盛。阳偏衰，即阳虚，是指机体阳气虚损，功能衰退，代谢活动减弱的病理状态。形成阳虚的主要原因是先天禀赋不足，或后天饮食失养，或劳倦内伤，或久病损伤阳气所致。多表现为阳气不足，阳不制阴，阴相对亢盛的虚寒证。阳气不足多以脾肾阳虚为主。由于阳气虚少，温煦和气化功能减退，以致气血津液的运行迟缓，水湿痰饮潴留，出现精神萎靡，畏寒肢冷，乏力嗜睡症状和水湿痰饮潴留证候。阴偏虚，即阴虚，是指人体阴气不足，精、血、津液亏虚，导致滋润、宁静、潜降功能减退及阴不制阳，阳相对偏亢的病理状态。形成阴虚的主要原因是阳邪伤阴，或五志过极，化火伤阴，或因久病伤阴所致，多表现为虚热证。临床上可见眩晕耳鸣，失眠多梦，五心烦热，潮热盗汗及腰膝酸软诸症。

在脑病的发展变化中，除上述阴阳的偏盛与偏衰外，必须注意在阴阳的失调过程中，由于阴阳互根互用，阴或阳任何一方虚损到一定程度，势必影响另一方，从而导致阴阳两虚的病机。在脑病的垂危阶段，阴精或阳气的消亡，是阴阳亡失的表现，实际上是生命物质基础耗竭及其功能活动的严重衰竭。另外，阴阳失调还有一种比较特殊的病机，即阴阳格拒，主要是由于某些原因使阴和阳中的一方偏盛至极，或阴和阳中的一方极端虚衰，双方盛衰悬殊，盛者踞于内，将另一方格拒于外，迫使阴阳之间不相维系，从而出现阴盛格阳的真寒假热证或阳盛格阴的真热假寒证等复杂的病理现象。

三、脏腑功能失调

脑与五脏在生理上相互联系，病理上相互影响，尤其是五脏的功能失调必多反映于脑。

肾病及脑：肾主藏精生髓充脑，为先天之本，水火之脏，是人体阴阳之根。肾病最易耗伤精气，从而导致生长发育、脑等方面的功能不足。脑髓依赖肾精的充养，肾虚精气亏耗，脑髓空虚，精不养神，则见眩晕耳鸣，耳目失聪，健忘，精神呆钝，动作迟缓，小儿五迟，五软等症。肾阴亏虚，相火妄动，虚热内生，可见五心烦热、遗精等。肾病不能主水，小便不利，水邪上犯，神明失其主宰，可出现头痛、眩晕、失眠、烦躁，甚至昏迷、抽风等症。至于脑髓（脊髓）病变，多有原发在肾虚者，因督肾阳衰，元气不能上升于脑髓而致脑病。

心病及脑：如心主血脉的功能不足，则血液运行失常，不能上荣于脑，就可出现脑部缺血而发生眩晕，头痛，健运，痴呆，甚至昏厥等症。

肝病及脑：由于肝藏血、藏魂、主疏泄，对调节脑海血流量及疏达情志有着重要作用。因此，肝病容易影响到脑。如肝火上扰清窍，可出现头痛、心烦、急躁易怒等；肝不藏魂，肝火扰神，可见惊狂、不寐、神呆等症；肝火动风，可见壮热神昏，手足抽搐，或颈项强直，角弓反张等；暴怒肝气上逆于脑，气血并走于上，可见中风、昏厥等病症；肝血不足，肝阴亏损而动风，可见偏枯、眩晕耳鸣、麻木不仁、手足蠕动、神倦瘛疭等症。此外，胆附于肝，主中正，若"胆热移于脑"，亦可见不寐、惊悸、怔忡、眩晕等症。

脾病及脑：脾主运化升清，主统血，为后天之本，气血生化之源。如果脾气虚弱或脾不升清，可导致大脑气血、精髓的来源困乏而见神明紊乱。若脾失健运，可造成水湿停聚而为痰为饮，痰饮蒙蔽于脑，可致多种脑病的发生。宿食停滞，酿为痰热，胃气不和，痰热上扰可致心烦不寐，头重目眩，所谓"胃不和则卧不安"。

肺病及脑：肺主气，司呼吸，朝百脉而主治节。如果肺的宣发肃降功能失常，就可影响到脏腑间的气机升降运动，脑之气血、精髓也无以得到补充，而使脑神失用。如肺的吸清呼浊功能受损，清浊升降失司，百脉失养，浊气潴留，甚至随血行而瘀滞于脑，轻则表现为注意力不集中，定向能力减退，神志恍惚，淡漠；重则出现精神意识障碍，类似现代医学的肺性脑病、各种肺部疾患导致的脑供氧不足等。

四、营卫气血失调

气和血都是构成人体和维持人体生命活动的物质基础。人体的气和血流行于全身，是脑进行生理活动的物质基础。如果脑的气血失常，必然会影响到其各种生理功能，从而形成各种脑病。

（1）气虚：由于先天禀赋不足，后天失养，劳倦内伤，久病不复，或肺、脾、肾的功能失调而致气的生成不足，元气亏虚，不能上养于脑，致脑神功能失调，临床上可见各种脑病症状。王清任《医林改错·脑髓说》曰："脑髓中一时无气，不但无灵机，必死一时，一刻无气，必死一刻"；又说"元气一亏，经络自然空虚。有空虚之隙，难免其气一边归并"而发生半身不遂。再者，津血赖气以行，元气虚又可致痰湿瘀滞，诸浊邪萌生，而出现多种脑病症状。

（2）血虚：血是机体精神活动的主要物质基础。《黄帝内经·素问·八正神明论》说："血者，人之神，不可不谨养。"人的精神充沛，神志清晰，感觉灵敏，活动自如，均有赖于血的充盛，血脉的调和与流利。正如《黄帝内经·灵枢·平人绝谷》说："血脉和利，精神乃居"。由于失血过多，或因脾虚化源不足，久病消耗等因素均可致营血暗耗，导致血虚。血虚则脑髓失养，经脉失濡，而出现头痛、头晕、失眠、健忘、痴呆、肢体麻木、痿躄不用等多种病症。

（3）气也关系失调："血为气之母，气为血之帅。"气虚或血虚，最终可导致气血两虚，临证可见失眠、多梦、心悸、肢体麻木、行动不便等症。气能行血，气虚推动无力可致血瘀，气血瘀滞于脑可见头痛、偏瘫、半身不遂、癫、狂、痫等病症。血能载气，大量失血，可致气随血脱，形成气血两脱，也可导致各种脑部病变。

（4）营卫气血逆乱：营卫气血逆乱能导致多种脑病的发生。《黄帝内经·素问·调经论篇》云："五脏之道，皆出于经遂，以行血气。血气不和，百病乃变化而生，……血并于阴，气并于阳，故为惊狂。血并于上，气并于下，心烦善怒。血并于下，气并于上，乱而喜忘"。说明气血的逆乱能致多种脑病的道理。《黄帝内经》论述的多种厥证，如大厥、暴厥、尸厥、薄厥、阳厥、煎厥等，无不与气血逆乱于上（头）有关。而气之所以逆，多与情志失调密切相关，如《黄帝内经·素问·举痛论》曰："余知百病生于气也，怒则气上，喜则气缓，悲则气消，恐则气下，……惊则气乱，劳则气耗，思则气结"。脑主五志，气逆与情志相关，而气逆又易致脑病，这就说明了气逆与脑病产生的因果关系。在湿病中，气分证、营分证、血分证都会出现神志障碍，如神昏、谵语、心烦不寐，甚或惊厥、瘛疭等脑神被扰的症状。

五、脑病的病机特点

（1）易虚易实：脑为清灵之脏，至尊之地，邪不能犯，犯之则脑神失用，神机不运而变生诸多病变。由于"正气内存，邪不可干，邪之所凑，其气必虚"的缘故，故凡脑病之实证，非外感六淫之邪犯脑，即为痰、水、瘀、毒壅滞清窍。如痰瘀闭窍，风火扰神者，可见神昏烦乱、谵语狂言、抽搐肢厥等症。痰湿浊邪上蒙清窍，则可见表情淡漠，神志恍惚，甚则昏不知人。脑病之虚证，则多为髓海不足，元气亏虚。如年老精亏者，髓减脑消，常见头晕目眩、目光呆滞、痴呆等症。由于其喜宁静而恶燥扰，故性属娇脏，病理上易虚易实。因此，在脑病的发展过程中，必须注意到邪正盛衰的变化，区别虚多实少、实多虚少、虚实兼见之证。

（2）感觉失常：凡病变在脑，多有视觉、嗅觉、听觉、味觉、肢体觉等感觉功能失常之症。因为就生理而言，各种感觉皆赖脑神功能的正常发挥。《黄帝内经·灵枢·邪气脏腑病形》云："十二经脉三百六十五络，其血气皆上于面而走空窍；其精阳之气走于目而为睛；其别气走于耳则为听；其宗气上出于鼻则为嗅；其浊气出于胃走唇舌于头，营于脑"。故感觉失常，皆责于脑。如脑病精脱髓亏则耳聋；邪热蒙蔽清窍则耳鸣、耳闭；胆热移于脑则鼻渊，嗅觉的异常；髓海不足，则"目无所见"等。脑病后也可出现舌不能言、木舌、重舌、舌肿等，并可导致味觉的异常。其他如脑病导致四肢震颤、步态不稳、肌肤麻木，冷痛莫知等症。

（3）神机失用：脑为元神之府，脑病则神机失用，最主要的表现就是神志异常。脑病实者多见神志不清，如秽浊入中，热扰神明，痰迷脑窍，气血上逆，血阻脑络等。脑病虚证，则是神衰乏用，临床上可表现为神倦欲寐，失眠健忘，好卧，行动迟缓，情感淡漠，痴呆，郁郁寡欢，神思迷惘等。如果神失守位，不能保持神的充足，则见目光呆滞，精神萎靡，意识涽乱，反应呆钝，动作迟缓，独自言语，或癫狂打骂，不避亲疏等；严重者则神不内敛，就会出现神昏，不省人事，或循衣摸床，撮空理线，甚至会导致死亡。

（4）传变无序：疾病的传变一般都有一定的规律，如由表入里，表里脏腑相传，循经传，或按五行生克规律而传变。唯脑病变化多端，表现不一，轻重虚实均有较大的差异。其最大特点是不按次序相传。这是因为，脑病多由七情太过而发病。《黄帝内经·素问·玉机真藏论》曰："忧恐悲喜怒，令人不得以其次，故令人有大病矣"。且脑为真气所汇之处，而真气无处不到，因而，若脑为病，真气或聚而不至，或亏而不至，其表现复杂多样。

综上所述，脑病的变化机制，尽管内容繁多，形式复杂，但基本上可以从病变部位、性质、趋势、类别等几个方面加以概括。病变的部位有在气、在血、在经络、在脏腑等之分；病理的性质有虚有实；病变的趋势有进有退；病变的类别不属阴便属阳。因此，阴阳、虚实、气血概括了所有脑病的病理变化特点。

第二章　中医脑病的辨证方法

中医辨证方法很多。因脑病的范围广泛，内容丰富，几乎所有的辨证方法，诸如八纲辨证、病因辨证、气血津液辨证、脏腑辨证、经络辨证、卫气营血与三焦辨证等都常运用于临床。为更紧密地结合临床，现就脑病防治中最主要的和最有意义辨证方法分述如下。

第一节　八纲辨证

阴、阳、表、里、寒、热、虚、实八纲辨证是脑病辨证之纲要，而阴阳又为纲中之总纲。通过八纲辨证可以分辨脑病的病邪和病证性质、病位的深浅和病势的进退等，为临床诊疗脑病提供基本的依据。

一、阴阳

阴阳是辨证的总纲。《素问·阴阳应象大论》说："善诊者，察色按脉，先别阴阳"。疾病的证候表现再复杂多变，也不出阴证和阳证两大类型，而脑病则尤为突出。脑为元神之脏，髓之海，而肾主藏精生髓，故肾之阴阳不足在脑病辨证中占有重要地位。在生理情况下，"阴平阳秘，精神乃治"；在病理情况下，"阴胜则阳病，阳胜则阴病"；在病危情况下，"阴阳离决，精气乃绝"。所以说，阴阳失调是脑病的基本矛盾，故辨证首当先别阴阳。

凡与"阴"的一般属性相一致的证候，皆可称为阴证，如里证、寒证、虚证等，其临床表现可见有精神萎靡，气弱声微，表情淡漠，面色苍白或暗淡，目光晦暗，口淡不渴，小便清长，舌淡苔白，脉沉等，多表现抑制衰退状态。凡与"阳"的一般属性相一致的证候，皆可称为阳证，如表证、实证、热等，其临床表现可有精神兴奋，情绪高涨，声高气昂，多语多动，表情丰富，目光炯炯，口渴喜冷饮，小便短赤，舌红苔黄，脉数有力等，多表现出兴奋亢进状态。

在脑病病危期，由于人体阴液严重匮乏，或阳气极度衰微，会出现亡阴或亡阳，均属危笃之候，应及时、准确地辨识。亡阴证表现为大汗而热，如珠如油，虚烦躁扰，渴而喜饮，四肢温和，面赤唇干，舌干红无津，脉躁疾无力等；亡阳证则表现为冷汗淋漓，四肢厥冷，精神萎靡，面色苍白，口淡不渴，呼吸气微，舌淡而润，脉微欲绝等。

二、表里

表里是辨别疾病病位深浅的一对纲领。在脑病的发生、发展过程中，有表证阶段，但多以里证为主，亦有表里证共存的情况，临证时应详加辨别，如在暑温、春温、流行性脑脊髓膜炎、流行性乙型脑炎的辨证中就应详辨表里。

三、寒热

寒热是辨别脑病性质的一对纲领。寒证与热证反映了机体阴阳的偏盛与偏衰，阴盛或阳虚的表现为寒证，阳盛或阴虚的表现为热证。寒热证临床表现极为复杂，随其表里部位及虚实性质的不同而各具特点。一般而言，寒证多见有恶寒喜暖，口淡不渴，肢冷蜷卧，痰涎清稀，面色苍白，小便清长，大便稀薄，舌淡苔白而润，脉迟或紧等表现。热证多见恶热喜冷，渴喜冷饮，面红目赤，烦躁不宁，痰黄稠，小便短赤，大便干结，舌红苔黄，脉数等表现。同时，寒热证之间既可相互兼见而出现寒热错杂的证候，也可相互转化，特别是对真寒假热、真热假寒之证应仔细辨别。在脑病的发生、发展过程中，寒热证与表里证、虚实证关系密切，切不可将它们孤立地看待，在临床中应将它们的性质结合起来辨识。

四、虚实

虚实是辨别脑病过程中邪正盛衰的一对纲领。《黄帝内经·素问·通评虚实论》云："邪气盛则实，精气夺则虚"。凡正气不足，机体功能减退所产生的各种虚弱证候，皆称为虚证，其特点是正虚而邪不盛。凡邪气实而正虚不明显的证候，皆称为实证。在虚实辨证中，应注意虚实的转化，兼夹及虚实的真假，在虚实兼夹中还应详细辨别虚实之偏重、缓急，才不至于犯"虚虚实实"之戒。

第二节　气血、津液辨证

气血、津液辨证是判断疾病中有无气血、津液的亏损或运行障碍。脑赖气以用、赖血以养、赖津以润、赖液以濡，若气血、津液发生病变，则脑病发生。同时，脑病形成之后，亦可引起气血、津液的病变。

气虚则脑失其用，功能失常而出现神疲乏力，头目晕眩，少气懒言，动则益甚，舌淡，脉虚等；气机郁滞，则可见精神神志失常的表现。气机逆乱，上扰于脑，则可见头痛，眩晕，甚则昏厥。若五志过极，气机闭塞，可出现神昏或晕厥，肢厥等症。

若血虚则脑失所养，而见头空痛，眩晕耳鸣，健忘，不寐，神疲乏力，肢体麻木，甚则突然晕厥，面色淡白，舌淡，脉细无力等。血热则脑神被扰可致心烦失眠，神昏，谵语，躁扰不宁，甚则发狂，手足抽搐等。血瘀脑络可见头脑刺痛，固定不移，夜间尤甚，或见痴呆，半身不遂，舌强言謇等。

由于气血在生理上相互依存，相互为用，即"气为血帅，血为气母"；在病理上亦密切相关，在脑病发生、发展过程中，气血同病者常见。因气机郁滞致血行不畅，而形成气滞血瘀之证；气虚推动无力可出现气虚血瘀之证；气虚血不得以化生，或失血过多均可致气血两虚，脑失所养。

同时，在脑病中由于津液代谢失常而形成痰浊，水饮停滞脑部，则可表现出头痛，眩晕，恶心、呕吐等，甚则出现精神神志异常。

第三节　脏腑、经络辨证

脏腑、经络辨证是脑病辨证的基础。脑与脏腑、经络关系密切，脑病虽病位都涉及脑，但与其他脏腑、经络密切相关。因此，在脑病辨证中，脏腑、经络辨证具有重要地位。脑与五脏、经络的关系，前面已有所涉及，这里重点谈脏腑、经络辨证在脑病辨证中的意义。

五神，即神、魂、魄、意、志，是五脏正常功能的外在表现和客观反映，由脑所主。就脑与五脏之用而言，脏腑功能失调，五神为病，则必伤及于脑。就脑与五脏之体而言，气血、精液是神用的物质基础，五脏所藏精气，是为其体，故气血。津液出现不足，既病及五神，亦必病及于脑，所以强调脏腑辨证，对确立从脏治脑的原则有十分重要的意义。

经络是人体气血运行的通路，《黄帝内经·灵枢·九针》云："人之所以成者，血脉也"。《黄帝内经·灵枢·官能》亦云："人之血气精神者，所以奉生而周于性命者也；经脉者，所以行血气而营阴阳，濡筋骨，利关节者也"。这就是说，血气布达全身，必须通过经络才能运行不息和转注全身。而脑之生理功能正常发挥，是通过经络来运行气血，协调内外，联系脏腑和肢节。如经络传导和运载功能正常，则可表现出思维敏捷、视物清晰、言语正常、动作准确。在病理情况下，经络既是病邪传变的途径，又可以表现出自身一定规律性的证候。这些证候，既与每一经脉生理活动范围和病理反应及部位表现出一致性，也与每一经脉相关脏腑生理病理变化有着密切关系。《黄帝内经·灵枢·经脉》对每一经脉所列举的"是动病""所生病"归纳就是这一规律的总结。分析"是动病""所生病"的规律，不难看出其是脏腑、经络、气血发病规律的综合，而这一综合关乎神的变化，占了很大的比重。如各种疼痛、指（趾）不用、舌强、体不能摇、撅、不能卧等。也由于十二经脉皆赖经气（即神气）以为运行之动力，故此脑神实际指挥着经气的运行。所以，在病理情况下，脑病必反映于经络；同时，如果经络功能失常，脑髓之气不能外彰，则可表现为精神不振，思维混乱，动作失调，言语错乱等。

因此，脑病辨证离不开脏腑经络辨证，脏腑经络辨证是脑病辨证的基础。

第四节　卫气营血和三焦辨证

卫气营血辨证在脑病中的暑温、春温、流行性脑脊髓膜炎、流行性乙型脑炎等疾病中常用。但在这些疾病中卫分证候多较短暂，而多见气分及营血分证候。气分证候多见发热，心烦懊侬，坐卧不安，或时有谵语，狂乱，面红目赤，便秘溲赤，舌红苔黄，脉数有力等症。营分证候多见身热夜甚，心烦不寐，甚则神昏谵语，斑疹隐现，口不渴，舌质红降，脉细数等症。血分证候多见烦热躁扰，昏狂，谵妄，斑疹显露，或见抽搐，颈项强直，角弓反张，目睛上视，牙关紧闭，或神疲欲寐，耳聋，形瘦，或手足蠕动，瘈疭等。在卫气营血辨证中，还应注意卫气营血相兼证候的鉴别。

三焦辨证在脑病的暑温等病中常用。在上焦病证中极易出现逆传心包，而见发热，神昏谵语，或昏聩不语，舌謇等症。中焦病症可见发热，日晡尤甚，面目红赤，呼吸气粗，大便燥结，甚则神昏谵语，舌红苔黄燥，脉数有力等。下焦病证可见身热颧红，手足心热，神疲，耳聋，或手足蠕动，或瘈疭，舌绛苔少，甚或时时欲脱等症。

第五节　辨证与辨病相结合

知病必先知证，而知证又必先知病。只有病的诊断无误，那么辨证也就有了规范。也只有辨证准确无误，那么辨病也就有了客观基础。如中风病一经诊断成立，就要根据先兆期、急性期、恢复期的演变规律而捕捉证的变化，为临床治疗提供确切依据。

同时，借鉴西医的辨病，结合中医的辨证也不无裨益。西医辨病是辨西医的病，根据现代医学物理、生化等检查明确西医的诊断，再进行中医的辨证，从而提高了防治的主动权。在脑病的诊断中，将辨病与辨证有机地结合起来，具有一定的优越性，有利于疾病的治疗，如中风，包括西医的脑出血、脑梗死、蛛网膜下腔出血，治疗方法也有所不同，如果辨明了病，就可在辨证论治的基础上适当加减，这将有利于提高疗效，并可以更好地把握疾病的发展规律，有利于判断疾病的预后。目前，中医学对疾病疗效的判断尚缺乏足够的、客观的指标，如果不辨明西医的病，就很难观察疗效，总结经验，因此辨证与辨病相结合，在脑病防治中具有重要意义。本书在各论中就是从西医的病作为切入点，展开讨论。当然，在病证结合方面要注意不能脱离中医基础理论，更不能搞对号入座，而是要有机地结合。

第三章　中医脑病的治疗

脑病的治疗是指在整体观念和辨证论治的精神指导下,确立治疗法则,制定治疗大法,合理处方和用药。由于脑病的证候表现多种多样,病理变化极为复杂,病变过程有轻重缓急;因而治则的确立对于治法的制定非常重要。

第一节　治疗原则

治疗原则即治疗疾病的基本原则,在脑病中常用的治疗原则有治病宜早、调整阴阳、扶正祛邪、标本缓急、调理脏腑、调理气血、综合治疗等。

一、治病宜早

治病宜早有两层意思:一是早期治疗,轻病防重,即在疾病早期及时予以治疗,防止病情发展。一般情况下,疾病的发展总是由轻到重,由比较单纯到错综复杂。疾病的早期,病情尚轻,正气比较盛,治疗矛盾少,及时地治疗,容易收到较好的疗效,能尽快地解除患者的疾苦。否则,随着疾病的发展,病情复杂多变,虚实互见,寒热错杂,给治疗带来许多困难,甚至产生严重的后果。二是先证而治,既病防变,即在疾病传变过程中趁证候尚未显露或微露端倪之时给予预防性治疗,防止并病或变证的发生。如《温热经纬》所称"先安未受邪之地",即治病宜早的另一层含意,即"治未病"的精神。先证而治就是要求医生根据这些规律,把握疾病传变的机制,从全局、动态的观点,采取预防性治疗措施,阻断和防止病变的转移、扩大和传变,把病变尽可能控制在较小的范围内,以利于病变的最终治愈。

二、调整阴阳

"阴平阳秘,精神乃治"其异常变化即阴阳失调。在治疗上应"谨察阴阳所在而调之,以平为期",补偏救弊,恢复阴阳相对平衡,促其阴平阳秘,这是治愈疾病的关键。临床上常采用损其有余,补其不足的方法。寒者热之,热者寒之,即损其有余。如火热充斥之狂妄躁扰,伴阳明腑实者,运用峻下热实的方法,即补其不足的方法,如温阳益气,填精补髓治疗脑病虚证。精髓亏虚是脑病虚证的病理基础,偏于阳气虚者,见腰痛胫酸、形寒畏冷、神情恍惚,小便遗溺,舌淡脉沉迟等症,可用温阳益气,填精补髓之法;偏于阴虚精亏者,见脑转耳鸣、胫酸眩冒、目无所见,懈怠安卧、舌红脉细数等症,则用滋阴填精益肾之法。同时,还要善于掌握"阳中求阴""阴中求阳"之法。阴阳互损者,应阴阳并补;阴阳亡失者,则或救阴固脱,或回阳救逆,皆在于阴阳以平为期。

三、扶正祛邪

在脑病防治中,扶正是针对脑病虚证而设,祛邪是针对脑病实证而言。脑病的发生、发展过程,从邪正关系来讲,就是正气与邪气相互斗争的过程。邪正斗争的胜负,直接决定着疾病的产生和进退。因此,治疗脑病就必须注意扶正祛邪,改变邪正双方的力量对比,以利于疾病向痊愈的方向转化。由于脑病有其特有规律，所以运用扶正祛邪的法则，务求损益适度。虚则扶正，以培补元气为本。在生理情况下，精化气，气生精，精生髓，气助精，元气旺则精足髓充，髓充脑健。在病理情况下，元气虚则精、神皆不足。所以，治疗脑病虚证，扶元培本是重要原则。实则祛邪，如豁痰开窍、凉肝息风法治疗风痰闭窍见神昏谵语、语无伦次；化痰活血法治疗痰瘀交阻之眩晕痴呆、中风偏瘫等。

在临床应用中，扶正与祛邪常兼顾使用，尤其是正虚邪实的脑病患者。在使用中要做到扶正而不留邪，祛邪又不伤正。必须辨清虚实的程度，或以扶正为主，或以祛邪为主；以邪实为主要矛盾，先祛邪后扶正；以正虚为急，先扶正后祛邪，根据病情灵活运用。

四、标本缓急

标本乃是一个相对概念，有多种含义，如以正邪而言，则正气是本，邪气为标；以病因与症状而言，则病因是本，症状为标；以部位而言，则内脏为本，体表为标；以病证先后而论，则旧病为本，新病为标；原发病为本，继发病为标。在疾病中，标本主要用以说明病变过程中各种矛盾的主次，缓急则指病情的轻重和病变的快慢。区分标本缓急，就是指治疗脑病宜注意区分各种疾病矛盾双方的主次关系，包括病情的轻重和病变的缓急，以制定相应的治疗方案。只有了解疾病发病原因、病变过程、症状、体征等情况，运用辨证论治理论，进行综合分析，才能透过现象发现本质，找出产生疾病的根本原因及病变机制，从而确立正确的治疗方法。

急则治其标，是指针对病证急重，甚至危及患者生命或影响对"本"病的治疗而采取的一种暂时急救的法则。这一法则主要用于指导急重脑病的治疗。如急性脑血管疾病之高血压性脑出血，突然出现闭证，当先治其标，予以开闭清心，化痰通络，待病情稳定后再图治本。缓则治其本，在急性病缓解后，或者对某些慢性病，则应根据"缓则治其本"的原则进行治疗。标本兼治，是指在标病本病并重时采取既治其标又治其本的一种法则。临床上大多数脑病皆为标本同见，且多为本虚标实，故这一法则比单纯治标或治本更为常用。前述之扶正与祛邪合用及调理气血之补气行血和补气摄血等，实际上即标本兼治的具体运用。总之，标本缓急原则既有原则性，又有灵活性，临床应视病性变化而适当选择。

五、调理脏腑

人体是一个有机的整体，脑与各脏腑在生理上密切相关，病理上相互影响，脑病的发生，除其本身功能失调外，也可受他脏影响，因此脑病可从脏治。以脑与心而言，脑之意识思维障碍，表现出狂躁、健忘、失眠、多梦等，可通过清心安神、养血安神等法以安心神，使心神安而脑神自得其位；以脑与肝而言，脑病眩晕、惊厥、头痛、癫狂等病，常通过凉肝息风、平肝潜阳等法，使肝魂得藏，而脑神自安其宅；以脑与脾而言，脑病眩晕嗜睡，神疲乏力，气短晕厥，常可通过补中益气，升理清阳，使脾意得安而脑神亦安；以脑与肺而言，脑病真气不足，气机失调，可见突然失音、不能语言等，可用宣肺开窍等法，使肺气得畅而脑病自愈；以脑与肾而言，脑病髓海不足，脑转耳鸣，胫酸，眩晕无所见，懈怠安卧等，可通过补肾填精，使肾精充而脑神安。从脏治脑这一治则在运用过程中，还必须注意各脏腑生理上的相互关系，病理上相互影响，从而调整各脏腑之间的关系，达到治疗脑病的目的。

六、调理气血

脑病常表现出气血逆乱为病，所谓"气血冲和，万病不生。一有拂郁，诸病生焉"。临床上脑病的发生，与情志因素密切相关。七情致病，常引起气机紊乱，黄帝内经云："余知百病生于气，怒则气上，喜则气缓，悲则气消，恐则气下，寒则气收，灵则气泄，惊则气乱，劳则气耗，思则气结"，其中"上、缓、消、下、收、泄、乱、耗、结"反映出情志过用导致气机失调后的病理变化，所以必须通过调畅气机才能达到调摄神明的效果。如惊悸怔忡，恐惧害怕，神情紧张等为主症的气怯证以益气安神法治之；忧郁善悲，入寐困难，短气太息，悲观厌世等为主症的气郁证用理气解郁疏肝法治之；咳喘倚息，头晕目眩，突然昏仆，气闭不语等力主症的气乱证予以降逆法治之等，以达到气机条畅，脑神自安。若已入血分，就要运用凉血、散血、养血等法。如脑病神昏谵语，或心神不宁、心烦不寐、不语，或兼手足抽搐、角弓反张、舌质紫绛、脉细数等症，常以清营汤凉营开窍；身热烦躁、神昏谵语、狂妄不寐、斑疹吐衄、舌质绛赤、脉象细数等脑病入血者，常用犀角地黄汤以凉血散血；热闭心包，血络瘀阻之证用犀地清络饮以清营泄热、开窍通窍；热甚动风证以羚羊钩藤汤凉肝息风；血虚所致心悸失眠、头目眩晕、耳鸣耳聋等症常用养血安神法治疗。临床上脑病动风，多入血分，要本着"治风先治血，血行风治灭"的原则，加强对血分的调治。同时，由于"气为血帅、血为气母"，临床上常气病及血，血病及气而出现气血同病，则应以"气血同治"如补气益血、益气摄血、行气活血等。

七、综合治疗

脑病往往病因、病机复杂，脏腑、气血经络相兼为病，见症多端，病程缠绵，故在药物治疗的基础上，运用针灸、推拿、按摩等综合方法治疗，常能明显提高疗效，尤其针灸治疗运用较多。脑是真气汇聚之处，经络中的经气是真气并精之气。这就是说运用针刺治疗脑病较其他方法更为迅捷。针灸本于神，也就是本于真气、经气。行针候气、得气、引气等方法，就是调气、调神之治。运用针灸治疗脑病具体方法较多，风犯阳经，多取阳经俞穴为主，如半身不遂、口眼歪斜可选阳明多气多血之经穴，如肩髃、环跳、阳陵泉、合谷等；风中脏腑，属闭证，可选督脉及十二经井穴，泻法或点刺出血，意在开闭泄热，醒脑开窍；若属脱证则用艾柱灸任脉经穴如神阙、关元等，以续真气所系，回垂绝之阳；气血不足则以培补肝肾为主，取脾俞、足三里等；肝阳上亢，取肝胆经俞穴；凡属实证，选手少阴、手厥阴、足厥阴经俞穴，宜强刺激少留针，以泻邪为急务；凡属虚证，选用督脉、任脉、足少阴、足太阴等经俞穴，采取多灸，留针，避免强刺激。

第二节　治法

治法是治则的具体化，是在治则指导下运用的治疗大法。现将脑病的常用治法分述如下。

一、治风法

头巅之上，惟风可达。无论在外感脑病或内伤脑病中，均可见到风邪为患，所以恰当地运用祛风法以治疗脑病是十分有益的。治风法常用方剂：大秦艽汤、风引汤、小续命汤、葛根汤、止痉散、玉真散、牵正散、川芎茶调散、华佗愈风散、羚角钩藤汤、镇肝息风汤、天麻钩藤饮、加减复脉汤、大定风珠、地黄饮子等。常用药物：荆芥、防风、桂枝、麻黄、秦艽、葛根、白芷、蝉蜕、全蝎、蜈蚣、地龙、天麻、羚羊角、钩藤、菊花、川芎等。

（1）驱风散邪：风邪中腑，见"大风四肢烦重，心中恶寒不足"，可用表里通治，祛风散邪之候氏黑散，本方亦治风癫；若"大人风引，少小惊痫瘈疭，日数十发"，可用息风清热的风引汤；若"中风痱，身体不能自持，口不能言，冒昧不知痛处，或拘急不得转侧"，可用补正驱邪的续命汤；若"病如狂状，妄行独语不休，无寒热，其脉浮"，可用息风养血的防己地黄汤。

（2）散风止痛：如风邪所致偏正头痛或巅顶作痛，伴形寒发热，目眩鼻塞者，可用川芎茶调散以散风止痛；因风热上犯而痛，予以芎芷石膏汤以清热疏风止痛；若风湿头痛头重如裹，予以羌活胜湿汤以胜湿祛风止痛。

（3）息风止痉：若痉厥，甚或破伤风所致，牙关紧急，角弓反张、肢体强痉，可用止痉散或玉真散以息风止痉；风痰阻于头面，口眼歪斜，用牵正散化痰息风止痉；《金匮要略·痉湿暍病脉证并治》用瓜蒌桂枝汤治表虚之柔痉，用葛根汤治表实之刚痉。

（4）平肝息风：若肝风上扰而见头痛、眩晕、失眠，当以平肝息风之法，方用天麻钩藤饮；若水不涵木，肝阳上亢见头目眩晕，目胀耳鸣，脑部热痛等症，宜镇肝息风，方如镇肝息风汤；若热极动风而见高热不退，烦闷躁扰，手足抽搐，发为痉厥，甚至神昏者，应凉肝息风，增液舒筋，方选羚角钩藤汤。

（5）滋阴息风：若阴虚虚风内动而见手足蠕动、时有抽搐、心中澹澹大动，或神倦瘈疭者，应予滋阴息风之法，方如大定风珠或加减复脉汤等。

（6）养血息风：若血虚生风而见筋脉拘挛、眩晕肢麻、面色苍白等，可用养血息风之法，方用加味四物汤，使血行风自灭。

二、开窍法

脑为清灵之脏，最忌邪闭，闭则窍阻神昏，治宜开闭为急，临床常用的有温开和凉开之别，均为脑病救急必用之法。开窍法常用方剂：安宫牛黄丸、紫雪丹、至宝丹、苏合香丸、牛黄清心丸、通关散、三香散等。常用药物：麝香、冰片、樟脑、苏合香、安息香、石菖蒲、远志等。如邪热内陷心包，痰热壅闭心窍，症见高热神昏、烦躁谵语或中风昏迷、小儿惊厥等，可用安宫牛黄丸以清热豁痰开窍；神昏窍阻而又痉厥，可用紫雪丹开窍镇痉；若秽浊之毒尤甚，而又见痰盛气粗，可用至宝丹。三方均为凉开，其芳香之品较多，具有"大开大香"之力，只宜暂服不可久服，以免助气火上激。若中风、中寒、痰厥等属于寒闭者，症见突然昏倒、神昏不语，苔白脉迟等。至于温开，宜用苏合香丸以芳香辛温开窍；若秽恶痰浊室闭太甚，可选玉枢丹。

三、清热法

火（热）为阳邪，其性炎上，易伤津耗气动风，扰乱神明。一般表卫证已解，邪热入里者，应用清热法。清热法常用方剂：白虎汤、犀角地黄汤、清营汤、清瘟败毒饮、黄连解毒汤、四黄栀子汤、龙胆泻肝通、白虎承气汤、大承气汤、当归芦荟丸、泻青丸等。常用药物：黄芩、黄连、栀子、石膏、知母、地黄、牡丹皮、青黛、金银花、连翘、牛黄、犀角（代）等。

如气分热盛而见阳明经证，表现身大热，口大渴，大汗出，脉洪大而谵语妄言，声高气粗等症，可用清热解毒之法，方如银翘白虎汤增损；若阳明腑实已成而见谵语妄言，狂妄躁动，登高而歌，弃衣而走等症，可用通腑泻热法，方用大承气汤。若热入心营，症见身热夜甚，神烦少寐，时有谵语，可用清营透热，养阴活血法，如清营汤；若昏狂谵语，舌绛起刺则应予清热解毒，凉血散瘀法，方用犀角地黄汤。若气血两燔而见大热渴饮，头痛如劈，干呕狂躁，谵语神糊，视物昏瞀，肢体抽搐等症，可用清热解毒，凉血泻火法，方用清瘟败毒饮。若热入心包，见发热、神昏谵语等，可用清宫汤以清心解毒。若肝火扰神，症见头目眩晕、神志不宁、谵语发狂等症，可用清肝解毒之法，如当归芦荟丸。

四、治痰法

痰随气而升降，气壅则痰聚，气顺则痰清；痰之为病无处不至，无病不有，无症不见。若痰凝经络，则肢体麻木、痿废不遂；痰凝脑脏，则神志被蒙，神昏窍闭；痰滞五脏，则五神受扰，所以治痰为脑病治疗之常用大法。治痰法常用方剂：导痰汤、涤痰汤、温胆汤、礞石滚痰丸、理中化痰丸、半夏白术天麻汤、半夏厚朴汤、指迷茯苓丸、定痫丸、癫狂梦醒汤等。常用药物：半夏、陈皮、礞石、天南星、胆南星、茯苓、竹茹、瓜蒌、橘红等。

（1）燥湿化痰：湿痰证的特点是痰多易咳，胸脘痞闷，呕恶眩晕，肢体困倦，舌苔白滑或腻，脉弦滑。若痰涎壅盛，或肝风挟痰，头痛眩晕，舌强不语，甚或痰厥者，可用行气燥湿之法，常用导痰汤、涤痰汤之属；若心胆虚怯，触事易惊，坐卧不安等，可用化痰宁心法，方用十味温胆汤。

（2）清化热痰：热痰证的特点是咳嗽痰黄，黏稠难咳，舌红苔黄腻，脉滑数。若癫狂惊痫，或惊悸怔忡，或眩晕耳鸣，或不寐，或梦寐奇怪之状等，应泻火逐痰，方如礞石滚痰丸。

（3）温化寒痰：寒痰证的特点是痰清稀色白，舌白滑，脉细滑等。若见牙关紧闭，寒痰窒盛，突然昏仆等，可先用稀涎散吹鼻取嚏，再用理中化痰丸以温中调理化痰以治本。

（4）疏化成痰：内风挟痰，多见眩晕头痛，或发癫、痫、中风、晕厥，不省人事等。若风痰上扰而见眩晕头痛，胸闷呕恶，舌苔白腻，脉弦滑等，可用息风化痰法，方如半夏白术天麻汤；若痰热内扰发痫，应涤痰息风，方用定痫丸。

（5）通络化痰：若风寒湿挟邪而留滞经络，可见肢体筋脉挛痛，关节屈伸不利，或中风，手足不仁，肩臂不举等症，可用化痰通络，祛风胜湿法，如小活络丹。若中风瘫痪、痿躄、痰厥而正气虚弱，可用通络化痰佐以扶正，如大活络丹。

五、解郁法

情志发病，其发在脑；情志为病，其伤在脑。郁则神不蛰藏，无论太过或不及，都宜调气解郁，正确运用解郁之法对治疗情志透发的脑病会事半功倍。解郁法常用方剂：逍遥散、丹栀逍遥散、柴胡疏肝散、解郁汤、四逆散、五磨饮、越鞠丸、舒郁清肝通、滋水清肝饮等。常用药物：柴胡、郁金、香附、薄荷、枳实、薤白、川楝子等。如痴呆证，因精神刺激，不能发泄，表现为情绪苦闷、神志呆滞、喜静喜睡、不饮不食、脉象细弦等，可用调气解郁法，方如丹栀逍遥散；如气厥证，见暴怒气逆，上壅心胸，清窍阻塞而致猝然昏倒，口噤握固者，可用行气解郁法，方用五磨饮；若气郁化火伤阴而见眩晕、耳鸣、不寐、脉细数等症，司用清肝解郁法，方选滋水清肝饮。

六、活血法

若颅脑外伤，络脉瘀阻，或外感诸邪，凝滞脑络，或气滞而血瘀，或热灼血脉血行瘀滞，或离经之血为瘀，或久病入络等，均致瘀阻脑窍，发为脑病。因此活血法治脑病，实为临床所必用。活血法常用方剂：血府逐瘀汤、补阳还五汤、通窍活血汤、复元活血汤、桃核承气汤、抵当汤、癫狂梦醒汤、活络效灵丹、香桂散、解毒活血通、足卫和营汤等。常用药物：桃仁、红花、川芎、当归、赤芍、五灵脂、蒲黄、没药、乳香、丹参等。

（1）行气活血：若瘀血阻窍，气机不利症见头痛肢晕，舌紫边见瘀点瘀斑，脉涩者，治宜行气化瘀法，方用血府逐瘀汤。

（2）益气活血：若中风气虚血瘀，症见偏瘫半身不遂，口眼歪斜，语言謇涩，口角流涎，下肢痿废，遗尿失禁等，可用益气活血通络法，方用补阳还五汤。

（3）通窍活血：瘀阻清窍，气血不畅而致头痛昏晕、面色发绀、耳聋年久等，可用通窍活血法，方用通窍活血通。

（4）化痰活血：因痰瘀互结于脑所致癫狂，哭笑不休，骂詈歌唱，不避亲疏等，可用化痰活血，解郁开窍法，方用癫狂梦醒汤。

（5）破血逐瘀：因外邪侵犯太阳血分，邪随太阳经络，上犯神明，瘀结在脑，症见其人如狂、少腹急结、脉微而沉等症。治宜峻下逐瘀，轻则方用桃核承气汤，重则方用抵当汤。

七、安神法

脑为元神之府，主精神感知思维。若邪气上扰，或脏腑阴阳气血失调，五神不安则脑神亦乱，均致神志精神方面的病变，安神法在脑病治疗中应用极为广泛。安神法常用方剂：朱砂安神丸、归脾汤、天王补心丹、酸枣仁汤、安神定志丸、养心汤、甘麦大枣汤、磁朱丸、黄连阿胶汤、栀子豉汤、百合地黄汤、抱龙丸、镇惊丸、珍珠母丸等。常用药物：酸枣仁、柏子仁、远志、夜交藤、合欢皮、茯神、朱砂、磁石、百合、琥珀、珍珠母、龙齿等。

（1）重镇安神：心阳偏亢或肝阳偏亢，上扰神明，见神志不宁，惊悸怔忡，不寐多梦，头晕目眩，脉细数等症，治宜重镇安神为法，方用朱砂安神丸、珍珠母丸、磁朱丸等。

（2）养血安神：肝血不足，神气失养，症见虚烦不得眠，头晕目眩，咽干口燥，爪甲不华，脉细弦等，可用养血安神除烦法，方用酸枣仁汤。

（3）滋阴安神：水亏于下，火亢于上，阴虚火旺，心肾不交，见心烦不寐，心悸不安，腰膝酸软，舌红少苔，脉细数等症，宜滋阴泻火安神，交通心肾为治，方用黄连阿胶汤。

（4）益脾安神：思虑过度，劳伤心脾，气虚血亏，症见惊悸怔忡，健忘不寐，食少体倦，舌淡苔白，脉细缓无力等，可用益脾养血安神，方用归脾汤。

（5）补心安神：心血亏虚，神无所依可见虚烦少寐，心悸神疲，梦遗健忘，大便干燥，舌红少苔，脉细而数等，方用补心安神养血的天王补心丹。

（6）和中安神：宿食停滞，"胃不和则卧不安"，伴嗳腐吞酸，脘腹胀痛，苔腻脉滑者，应以化痰和中安神为法，方用保和丸和温胆汤。

（7）润肺安神：百合病"意欲饮食，复不能食，常默默，欲卧不能卧，欲行不能行，欲饮食或有美时，或有不闻食臭时，如寒无寒，如热无热，口苦，小便赤""如有神灵，身形如和，其脉微数，每溺时头痛"等症，则用润肺滋阴安神法，方用百合地黄汤。

（8）润燥安神：肝气抑郁或心血虚少以致脏躁，症见"喜悲伤欲哭，若如神灵所作，数欠伸"等，可用润燥安神法，方用甘麦大枣汤。

（9）泄热安神：余热稽留，神气未清而致虚烦不得寐，甚至反复颠倒，心中懊憹等，可通过宣泄郁热而达到安神定气的目的，方用栀子豉汤。

（10）和解安神：少阳枢机不利，表里俱病，邪郁阳明少阳，症见"胸满烦惊，小便不利，谵语，一身尽重，不可转侧"者，方用柴胡加龙骨牡蛎汤以和解安神。

上述安神诸法，亦仅是列举，临床上要根据证情的需要辨证论治，变通应用。

八、利水法

太阳为寒水之经，与督相连而通于脑。督主一身之阳，太阳为巨阳，阳虚水停，循督而水停于脑，可见脑脊液循环受阻，表现为剧烈头痛，呕吐呈喷射状，视盘水肿，舌苔水滑，脉沉弦等，以达温阳化气利水为治，可用五苓散。利水法常用方剂：五苓散、五皮饮、真武汤等。常用药物：茯苓、猪苓、泽泻、白术、滑石、陈皮、生姜、桂枝等。

九、补益法

先天禀赋不足，肾精虚损不能上充脑髓，或后天化源不足，气血两亏，皆可致脑失其养，故治脑病诸虚应以补益为法。补益法常用方剂：六味地黄丸、肾气丸、左归丸、右归丸、河车大造丸、大补元煎、大补阴丸、虎潜丸、龟鹿二仙丹、填精益肾汤、补髓丸、四物汤、补中益气汤、生脉散、养心通、八珍汤、人参养荣汤等。常用药物：人参、黄芪、当归、熟地黄、何首乌、天冬、麦冬、女贞子、黄精、鹿茸、紫河车、山茱萸、枸杞子、龟甲胶等。

（1）调和营卫：《黄帝内经·灵枢·天年》云："血气已和，营卫已通，五脏已成，神气舍心，魂魄毕具，乃成其人"。说明营卫气血是神志活动极其重要的物质基础。若"营卫稍衰，则真气去，邪气独留，发为偏枯"。病见气血相并，阴阳逆乱，营卫失调的癫痫、弱视、青盲、偏枯等，方用调和营卫的桂枝汤治疗。

（2）健脾益营：营卫化源不足，症见肌肤不仁、失眠、心悸、怔忡等，方用补脾益营的人参养荣汤治疗。

（3）益气养血："上气不足，脑为之不满"，因清阳之气不能上荣于脑，可见眩晕昏仆、神疲乏力、短气嗜卧等，可用补中益气汤。因精血互生，血虚则精失化源无以生髓，见面白神疲、肢体麻木或痿软不用、舌淡脉弱者，可用气血双补，方用八珍汤加味。

（4）补片填精：肾精亏而不能生髓充脑，可见脑转耳鸣，胫酸眩晕，目无所见，懈怠，舌暗苔薄白，脉细数等，方用补肾填精的填精益肾汤。

（5）气精两补："志意通，内连骨髓而成身形。"若气精不足，或气血大坏，可见精神委顿，面色无华，神思恍惚，甚则精神失守等，方用气精两补的大补元煎。

（6）温阳填精益髓：肾阳不足，尤以老年人阳衰，肾阳不充而髓海空虚，症见神情恍惚，腰痛不可屈伸，胫酸，怕冷，形寒，小便遗溺等，方用温阳填精益髓的补髓丸。

十、固脱法

脑病危重之际，可见气脱、血脱、阴脱、阳脱或阴阳两脱，以致元气衰败，元神耗散，阴阳离决，此时固脱救脑之法，在所必须。固脱法常用方剂：独参汤、参附汤、六味回阳饮、参脉饮、桂枝去芍药加蜀漆牡蛎龙骨救逆汤等。常用药物：人参、附子、干姜、肉桂、牡蛎、龙骨、五味子等。

（1）补血固脱：大失血后上竭下厥、阴阳离绝，而见唇色惨白、晕厥、喘逆上气、肢冷汗出、脉微弱或时有结止等，方用益气养血固脱的当归补血汤加芍药、桂枝、附子，后以当归建中汤以善后，若阴虚而脱，可选用大定风珠。

（2）扶阳固脱：因元气大衰，阳气欲脱，症见突然昏仆，不省人事，目合口张，鼻息低微，手撒肢冷，汗多肢体软瘫，二便自遗，脉微欲绝等，方用扶阳固脱的参附汤，酌加龙牡、山茱萸等，亦可选用六味回阳饮。

（3）救心固脱：因心阳外亡，神气不敛而浮越，症见心动悸，惊狂，卧起不安等，治宜救心阳之亡而敛神固脱，可用桂枝汤去芍药加蜀漆牡蛎龙骨救逆汤。

十一、通腑法

因热结肠胃、腑气不通的便秘、腹胀等症，在神经科临床中可见于脑梗死、脑出血、蛛网膜下隙出血、乙型脑炎、森林脑炎、流行性脑脊髓膜炎、中毒性脑病、脑肿瘤、脑积水、颅内压增高、脑寄生虫等往往通过通导大便、荡涤实热以治里实证。通腑法常用方剂：泻心汤、大承气汤、小承气汤、导赤承气汤、桃核承气汤、解毒承气汤等。常用药物：大黄、芒硝、厚朴、枳实、麻仁等。

第四章　脑病的预防与调护

随着人类社会的进步和文明水平的提高，以预防疾病、延缓衰老、延年益寿、提高生命质量为中心的养生学日益被人们所重视。中医学提出了"形与神俱，而尽终其天年"是养生的根本目的，认为养生的核心问题是养神。而脑为藏神之脏，总统诸神，因此养神的关键在于养脑。

第一节　养脑在养生中的意义

《黄帝内经·素问·阴阳应象大论》云："阴阳者，天地之道也。万物之纲纪，变化之父母，生杀之本始，神明之府也"。自然界万事万物都有着发展、变化的普遍客观规律，人也不例外，人的生命也具有生、长、壮、老、死的运动规律。而神寓于阴阳变化发展的运动之中，人脑在主宰生命适应能力中起着举足轻重的作用。这是因为，其一：脑之真气，主宰着人身阳气，"神即气也"。"阳气者，精则养神，柔则养筋"，故"阳气者，一日而主外，平旦人气生，日中而阳气隆，日西而阳气已衰，气门乃闭"《黄帝内经·素问·生气通天论》。阳气的卫外功能和卫气行止，由脑所主宰。现代科学证明：昼夜变化、活动与睡眠状态不同，是与大脑皮质昼夜兴奋和抑制平衡状态有关。其二："脑为元神之府，以阳气为本""阳气者，若天与日，失其所则折寿而不彰"，人只有"呼吸精气，独立守神，肌肉若一"，才能寿蔽天地，形与神具而尽终其天年。而要达到这种境界，关键在于养神，养神的关键又在于养脑。《黄帝内经·素问·四气调神大论》中的四季调神之法，在某种意义上就是养脑的方法。

《黄帝内经·素问·上古天真说》指出："虚邪贼风，避之有时，恬淡虚无，真气从之，精神内守，病安从来"。这里的"真气"在一定程度上就是脑之真气（元神）的作用。正如《胎息经》云："气入身来为之主，神去离影为之死，知神可以长生。固守虚无以养神气。神行则气行，神往则气注；若欲长生，神气相注"。这就是说，调神对固护真气起着根本的作用，而固护真气又在于养脑。

正如《庄子·养生主》曰："纯素之道，惟神是守，守而勿失，与神为一"。养生是以调神为第一要义，只有脑之神明正常，才能保证形神统一，尽终天年。

第二节　脑病的预防措施

一、适应自然，外避邪气

《黄帝内经·素问·四气调神大论》云："夫四时阴阳者，万物之终始也，死生之本也，逆之则灾害生，从之则苛疾不起"。人与自然息息相通，只有顺应天地阴阳四时昼夜的变化规律，来调节生活起居，适其寒温，才能做到"虚邪贼风，避之有时"，有效防止脑病发生，而"与万物浮沉于生长之门"。人体昼精夜寐的"生物钟"现象，是由脑所控制和调节的，合理的作息有利于养脑。具体来说：早起、早睡，保持充足的睡眠时间，让脑的能量在睡眠时得到补充，不可使脑陷于疲劳，从而有利于大脑工作效率的提高。

适应自然四气并非一味地消极适应，要真正做到外避邪气，还应避免环境污染，谨防脑受毒害。要"法于阴阳，和于术数"，积极参加体育运动，增强体质，可根据个体情况，选择合适形式，如导引、吐纳、按摩及太极拳等，以提高抵抗力和免疫力，防止脑病发生。同时，根据一些外感性脑病的发病规律进行人工防疫，避免外感疫疠之气犯脑致病。

二、调摄精神，保养正气

"恬淡虚无，真气从之，精神内守，病安从来"明确指出了调摄精神，保养正气的重要性，即要通过自主调理精神的手段强身祛病。脑为元神之府，主神明，神志活动的异常是脑病的表现，精神刺激也可诱发脑病，和谐平谧的心境是维持脑脏安和的重要条件，因此一定要努力培养乐观豁达的性格，顺应天地自然的习惯，"外不劳形于事，内无思想之患，以恬愉为务，以自得为功"（《黄帝内经·素问·上古天真论》），"未事不可先迎，遇事不可过扰，既事不可留住，听其自来，应以自然，任其自去，忿愤恐惧，好乐忧患，皆得其正"。为达到这种境界，一方面可以借助音乐、花鸟、书画、棋牌、影视、居住环境的布置等业余爱好修身养性，也可以通过吐纳、体育锻炼等调气、调形以调神；另一方面，还必须清静养神，尽量减少精神刺激，"志闲而少欲，心安而不惧"，才能"精神内守""度百岁而动作不衰"，脑病无由发生。

三、饮食有节，摄养后天

营养不良对大脑和智力发育有着极其重要影响；大脑主要需要糖、蛋白质、脂类、微量元素、维生素 B_1、维生素 PP 和维生素 C 等。因此，除主食物外，合理摄入蛋、瘦肉、大豆、猪（羊）脑、蔬菜、水果等，有益于营养大脑。此外，根据脑消耗能量的不同情况，一日三餐之中，早晨吃好，中午吃饱，晚餐吃少的原则，有利于脑能量消耗后的补充。同时，一要注意饮食卫生，不食腐烂变质、毒邪秽浊之物；二要注意饮食节制，定时定量，避免过饥过饱，暴饮暴食；三要注意营养均衡，不可偏食偏嗜；四要注意食饮宜忌，清淡为上，不"以酒为浆"，不过食温补燥烈食品，如煎、炸、炙、煿之品均非所宜。

四、惜精养元，顾护先天

精是生成脑和维持脑功能活动的最基本物质，脑髓的生成来源于先天之一，并依赖肾精和水谷精微之气的不断转化、培育和充养；精的盛衰直接影响脑髓功能的正常发挥。因此，要根据体质强弱的不同，注意节制情欲，不能"以妄为常，醉以入房"，以保精养生，使元气充盛，始终保持大脑功能旺盛。

五、多思考，勤用脑

研究表明，勤于思考分析的人，脑血管经常处于舒张状态，使神经细胞得到良好的营养，大脑功能就不会早衰。相反，如果整天无所事事，中枢神经系统功能就会衰退，而各种器官的衰竭也会因之相应提前出现。事实上，随着学习、记忆、智力的发展，脑细胞的突触之间联系不断增加，脑的无限潜力也就在此，勤用脑不仅可以延年益寿，防止早老、痴呆等病，而且可以大大开发大脑的潜力。

第三节 脑病日常护理要点

（1）应保持病房、诊疗室内外的静谧，避免噪声；注意保持环境卫生，病室经常通风，保持空气新鲜，使环境清新淡雅，以利于其休息和治疗。

（2）根据中医"天人相应"的理论，应注意随着气候的变化及时采取措施使用降温或取暖的设备，或在衣服、被褥等方面，适时加减。以使人体适应春温、夏热、秋凉、冬寒的四时变迁，及时调适人体自身阴阳消长，以顺应自然。如对阳虚怕冷的患者，应室温稍高；高热烦渴者，室温则宜适当低些。同时，应保持室内一定的湿度。要指导患者春防风，夏防暑厥，长夏防湿，秋防燥，冬防寒，以免病中加感。

（3）应积极开导，解除各种顾虑，使患者保持心情愉快，避免加剧病情和重复发病。

（4）要辨证施护，根据不同的证候采用不同的护理措施，有利于患者尽早康复。

第五章 中医肾病病因病机新论

第一节 病因

《黄帝内经》云："正气存内，邪不可干。""邪之所凑，其气必虚。"发病的先决条件，取决于人体正气的强弱及邪正交争的盛衰。正气不足，邪气致病，破坏了人体阴阳气血平衡，脏腑功能失调，则引起疾病，包括肾脏疾病的产生。导致肾脏疾病的病因多种多样，如六淫、七情、饮食、劳逸、房劳、药毒、意外伤害等多种内外因素均可致病。同时，肾病发生后，产生的病理产物又形成新的致病因素，与病因互相作用，导致肾病的加重和进展。如各种致病因素导致脏腑功能失调而产生的内生五气，如内风、内寒、内湿、内燥、内火及瘀血，常常成为导致肾脏疾病加重及发展的致病因素。而久病及肾，或肾病日久及人体禀赋不足，正不敌邪，更易招致多种致病因素损伤人体正气，成为发病的内在原因。

病因的诊断主要通过询问病史，了解可能直接或间接引起疾病的原因，如感受外邪、饮食失当、劳逸失宜、精神情志异常等；此外，还可以"审证求因"，通过分析临床症状、体征，以推求病因。临证时，须分析各方面原因，正确认识疾病，指导临床。

一、六淫邪气

自然界六气太过导致六淫致病，风、寒、暑、湿、燥、火过盛可致肾脏疾病的发生。除此之外，脏腑功能失调而产生的内生五气，即内风、内寒、内湿、内燥、内火，导致阴阳失衡，气血失调，产生肾脏疾患。

1. 风邪

风邪伤肾的致病特点及临床表现与风邪性质及病理特征密切相关。风性开泄，湿性下趋，风寒湿邪，或风湿热邪相兼扰肾，可致肾失开阖，精微物质下泄，故肾病可因外来风邪夹湿（寒湿、湿热）入于肾而发生，亦可由外风致肺失宣肃，脾失健运，肾失开阖而发病或加重病情。除此之外，也可出现肝阳化风，阴血亏虚，肝风内动的内风之证。现代医学认为，免疫功能紊乱是导致肾炎及肾病的根本因素，与风湿免疫性疾病有着共同的发病机制，同时，外感也是急慢性肾炎、肾病综合征、肾衰等疾患的诱因及加重因素。治疗上需要祛风除湿、清热利湿。同时，对外感的治疗如疏风解表、清热解毒等，均有助于肾的治疗及控制。而各种肾病出现的眩晕头痛、血压升高、皮肤瘙痒，甚至尿毒症晚期的抽搐、躁动、惊厥等均与肝风内动有关，属内风的范畴。

（1）外风伤肾：风邪外袭多自皮毛腠理而入，病在于表，形成外风病证。《黄帝内经》提出的"风水"与外来风邪而致肾脏疾患类似，《黄帝内经·素问·水热穴论》指出"风水"产生的原因为："勇而劳甚，则肾汗出，肾汗出逢于风，内不得入于脏腑，外不得越于皮肤，客于玄府，行于皮里，传为跗肿，本之于肾，名曰风水。"风邪伤肾，除常见头痛、汗出、恶风等风邪侵袭阳位、在上、在表的症状外，也可见到眼睑面部浮肿为主的"风水"特征。

风邪常兼夹寒、热、湿、毒邪合而为患，而成风寒、风热、风湿、风毒之证。因肺为华盖，主一身之气，外合皮毛，为水之上源。表气虚则卫外不固，腠理疏松，风邪每易乘虚而袭。风邪外袭有风寒、风热之分。风寒外束，风热上受，均可导致肺气闭塞，气失宣畅，通调失司，水液不能敷布及下注于肾，泛溢肌肤，而发为水肿等。风邪兼寒，常见恶寒、发热、咳嗽、舌苔白、脉浮紧的风寒表证；风邪兼热，常伴咽喉红肿疼痛、舌质红、脉浮数的风热表证。脾为中土，主水谷及水液之运化，喜燥恶湿，风邪夹湿最易困遏脾阳，导致脾失健运，不能升清降浊，以致水液泛溢，而成水肿。风邪夹湿，常可见到脉浮身重，或伴肢节酸痛。若兼有气虚，即类似于《金匮要略》防己黄芪汤证。另外，湿热疮毒，也易兼夹风邪，如见疮疖痒疹、乳蛾红肿、皮肤猩红斑疹。风热毒邪，或可从皮毛内归于肺，或可经肌肉内伤于脾，使肺失通调，脾失转输，终致肾失开阖，三焦气化不利，水液不能外泄，泛溢成肿；风邪热毒，灼伤血络，血从下溢而成尿血。外风伤肾多见于急性肾炎，或多种原发或继发性慢性肾病急性发作。外风伤肾，终致肺、脾、肾三脏受损，水液代谢失调。然而，肺脾肾俱虚，卫外失固，更易复感风邪，而致病情反复，迁延难愈。

（2）内风扰肾：风性开泄，可致肾失开阖，失于固摄，精微物质下泄而致病。《黄帝内经·素问·至真要大论》云："诸风掉眩，皆属于肝……诸暴强直，皆属于风。"内风大多指肝风，肝风扰肾多见于高血压导致的肾损害，出现蛋白尿、夜尿增多等症；多种急、慢性肾病出现肝肾阴虚，肝风内动而表现为眩晕、头痛、血压升高、头面及全身浮肿；至尿毒症阶段，更有头晕、呕吐、神志模糊、躁动不安、抽搐惊厥，甚至昏迷的临床表现。除肝风外，还有脾风、肾风之说。《黄帝内经·素问·风论》云："脾风之状，多汗恶风，身体怠堕，四肢不欲动，色薄微黄，不嗜食，诊在鼻上，其色黄……肾风之状，多汗恶风，面庞然浮肿，脊痛不能正立，其色炱，隐曲不利，诊在肌上，其色黑。"根据"肾风""脾风"的症状，不少隐匿型肾炎、慢性肾炎或肾病综合征稳定期、急性肾炎恢复期，以尿液变化为主，大多属于内风中的"脾风""肾风"。

2. 寒邪

寒邪致病，有外寒、内寒之分。外寒常因寒邪外袭，或伤于肌表，郁遏卫阳，或直中于里，伤及脏腑阳气，引起脏腑功能失调；内寒致病则是机体阳气不足，特别是脾肾阳虚，导致阴寒内生，脏腑功能减退，运化开阖失司，而致水湿泛溢肌肤。

（1）外寒伤肾：寒邪外袭，可伤于肌表，郁遏卫阳，与风、湿之邪合患，形成风寒、寒湿之证。风寒湿邪下扰肾关，关门失利，精微物质外泄，水湿泛溢肌肤，发生肾脏疾病。寒邪也可直中于里，伤及脏腑阳气，导致脏腑功能失调而致病。外寒伤肾可见于因外感寒邪诱发或加重的肾病及风湿免疫性疾病肾损害过程。感受寒邪，最易损伤人体阳气，即《黄帝内经·素问·阴阳应象大论》所说"阴胜则阳病"。如外寒袭表，卫阳被遏，可见恶寒；寒邪直中脾胃，脾阳受损，则可见脘腹冷痛、呕吐、腹泻等症状。然而，人体内在阳气不足，脾肾虚寒，则更易感受外寒，而外寒久积不去，常进一步损害脾肾阳气。

人体气血、津液的运行、通畅有赖于阳气的温煦和推动，而"寒气入经而稽迟，泣而不行，客于脉外则血少，客于脉中则气不通，故卒然而痛"（《黄帝内经·素问·举痛论》）。寒邪侵袭人体，经脉气血凝滞，可见头痛身疼、脉紧；寒邪客于经络关节，经脉拘急收引，则可见肢体屈伸不利。寒邪常与湿邪合患，导致病情反复，久则寒湿痹阻，气血不畅，而致血瘀，寒湿瘀血痹阻经络肢节，则关节肿大变形；痹阻肾脉，血行不畅，肾失开阖，则水湿内蕴，浊阴不降，肾气受损。寒邪也常与风邪合病，风寒袭表，卫阳被遏，肺气闭塞，通调失司，水液失于敷布，泛溢肌肤形成水肿。

（2）阴寒内生：肾阳为诸阳之本，若脾肾阳虚，不能温煦推动，脏腑、经络功能因之减退，血液和津液运行迟缓，水液不化，阴寒内盛，此乃阳虚内寒的内寒之证。阳虚内寒可因先天禀赋不足，或后天饮食失养，劳倦内伤，久病损伤阳气所致。阳虚经脉肌肉失于温煦充养，则可出现面色㿠白、腰膝酸冷、畏寒倦卧、舌淡、脉迟的阴寒之象；而阳虚气化无力，津液凝聚，水液内停，泛溢肌肤而见肢体浮肿、按之凹陷难起、面色晦滞；肾阳虚衰，不能温运脾土，脾失健运，脾肾阳虚，则可出现下利清谷、小便清长。

3. 湿邪

湿性黏腻，湿性下趋，湿邪常与其他病邪如风邪、寒邪或热邪兼夹，形成风寒湿邪，或风湿热邪，合而为患，下扰肾关，肾失开阖，关门不利，精微下泄，水湿泛溢，导致肾脏疾病的发生。湿邪为病，有外湿、内湿之分。

（1）外湿致病：外湿致病多与气候、环境有关，因气候潮湿，或长时间涉水淋雨，水中劳作，居住潮湿，外在湿邪易袭人体。湿邪侵入，从寒化或从热化，与患者脏腑功能及治疗是否恰当有关。如脾阳素虚者易从寒化，胃热素盛者易从热化；过用寒凉药治疗易从寒化，过用温燥药易从热化。

（2）内生湿邪：肾为水藏，水液代谢主要为肾所主，但又与肺、脾密切相关，并涉及肝和三焦。肺之通调，脾之转运，肾之开阖，肝之疏泄及三焦决渎的通畅才能保证正常的水液代谢。《景岳全书·肿胀》指出："盖水为至阴，故其本在肾；水化于气，故其标在肺；水惟畏土，故其制在脾。今肺虚则气不化精而化水，脾虚则土不制水而反克，肾虚则水无所主而妄行。"脏腑功能失司，肺失通调，脾失转运，肾失开阖，导致津液代谢异常，尤其是肾的功能紊乱，失于蒸腾开阖，关门不利，津液停聚，从而酿生内湿。

《景岳全书》还总结了湿邪为病的多种特点："其为证也，在肌表则为发热，为恶寒，为自汗；在经络则为痹，为重，为筋骨疼痛，为腰痛不能转侧，为四肢痿弱酸痛；在肌肉则为麻木，为胕肿，为黄疸，为按肉如泥不起；在脏腑则为呕恶，为胀满，为小水秘涩，为黄赤，为大便泄泻，为腹痛，为后重、脱肛、㿗疝等证。"并且认为，"凡肌表经络之病，湿由外而入者也；饮食血气之病，湿由内而生者也"。但表里是相互影响的，"未有表湿而不连脏者，里湿而不连经者"。

湿邪内生，或从寒化，或从热化。阳虚者易从寒化，阴虚内热者易从热化；治疗上过用寒凉之品及抗生素等药物易伤及人体阳气，导致湿从寒化，酿生寒湿；若过用温燥之品及肾上腺皮质激素、利尿剂等药物助阳伤阴，则内湿易从热化，酿生湿热。寒湿、湿热之邪，下趋于肾，或可与风相兼，扰于肾关，精微物质下泄，导致或加重肾脏疾病。

4. 热邪

（1）外感热邪：火热为阳邪，易升腾上炎，常表现为"阳胜则热"。外感火热之邪多见于直接感受温热邪气。另外，风、寒、暑、湿、燥等外邪在一定条件下也可化火，即"五气化火"。火热病证多表现为高热、烦渴、汗出；扰乱神明可见心烦失眠、狂躁妄动、神昏谵语；火热之邪伤及肌表血络，可见皮肤斑疹紫癜；热壅血瘀，可见皮肤疮疖破溃；火热之邪壅滞口腔咽喉，可见咽喉牙龈肿痛；热壅于肺，可见咳喘、咳痰黄黏；损伤肾络，迫血下行而致尿血。外感热邪常见于多种感染而引起免疫功能紊乱，常与风邪、湿邪相兼，下扰肾关而导致肾脏疾病的发生及原有肾脏疾病加重或反复。

（2）内热炽盛：脏腑阴阳失调导致内生火热。如素体阳盛，过食辛辣、温燥之品，或七情过极，或瘀久化热，或湿遏致热，或真阴亏损，水不制火而生热，皆可导致内热炽盛。阳盛者属实火，以心、肝、胃火盛及膀胱湿热炽盛为主，常表现为口舌糜烂、目赤、口苦、头痛、心烦躁怒、咽喉干痛、尿血色红、小溲黄赤涩痛等。阴虚者属虚火，以肺、肾阴虚为主，多见五心烦热、低热盗汗、颧红、咽干、目涩、头晕耳鸣等。《黄帝内经·素问·调经论》所说的"阴虚生内热，阳盛生外热"及"气有余便是火"均指内生火热。实火久则消耗阴津，可形成虚火。

二、七情过极

七情是指人体对外界客观事物反映的精神情志变化，包括怒、喜、忧、思、恐、悲、惊，每一情对应所属脏腑，即肝、心、脾、肺、肾，为人之常情，一般不会致病。若七情过极，突然、强烈、长期的精神刺激，则可导致疾病。

《黄帝内经·素问·阴阳应象大论》认为"怒伤肝，喜伤心，思伤脾，忧伤肺，恐伤肾"。因恐为肾志，惊恐过度可致肾失封藏，气泄于下，日久则耗损肾精，封藏失职，精气下泄。即《黄帝内经·灵枢·本神》曰："恐惧而不解则伤精，精伤则骨酸痿厥，精时自下。"除惊恐外，其他情志过度也可伤肾。《黄帝内经·灵枢·本神》提出怒也可以伤肾，认为"肾盛怒而不止则伤志，志伤则喜忘其前言，腰脊不可以俯仰屈伸，毛悴色夭，死于季夏。"尽管七情致病有对应所属脏腑之说，但由于肾精为人体生命活动的物质基础，七情过极，可消耗肾精，而致肾病。而七情过用，也可通过其他脏腑间接损伤肾脏。此外，肝主疏泄，情志疏泄异常，肝郁肾虚，则可使肾病病情加重或反复，这在临床上屡见不鲜。

三、饮食失宜

饮食没有节制和规律，过饥、过饱，或五味偏嗜，均可导致疾病。过饥，不仅营养匮乏，还可损伤脾胃，导致气血生化乏源，后天不足，无以供养先天，久则肾精不足，脾肾两亏；过食肥甘厚味，或暴饮暴食，或饥饱失常，也可损伤脾胃，并导致痰湿内阻，湿热内生，日久气血阻滞，病及于肾。如糖尿病肾病在糖尿病病之初便与饮食失宜有关。《丹溪心法·消渴》云："酒面无节，酷嗜炙煿……于是炎火上熏，脏腑生热，燥热炽盛，津液干焦，渴饮水浆而不能自禁。"说明消渴病的发生与饮食失节有关。过食肥甘厚味，还可酿生湿热，流注下焦，导致膀胱气化不利，小便淋漓涩痛，发为"热淋"；湿热煎熬津液，酿生沙石，发为"石淋"；损伤血络，发为"尿血""血淋"；湿热扰于精室则可见"遗精"；湿热寒湿内蕴，或兼夹风邪，下扰肾关，精微脂液外泄，则可发生"蛋白尿""乳糜尿"。

饮食五味偏嗜，也可引起阴阳偏盛偏衰，脏腑失调而致病。如《黄帝内经·素问·生气通天论》说："阴之所生，本在五味，阴之五宫，伤在五味。是故味过于酸，肝气以津，脾气乃绝；味过于咸，大骨气劳，短肌，心气抑；味过于甘，心气喘满，色黑，肾气不衡；味过于苦，脾气不濡，胃气乃厚；味过于辛，筋脉沮弛，精神乃央。"《黄帝内经·素问·五脏生成》说："多食咸，则脉凝泣而变色；多食苦，则皮槁而毛拔；多食辛，则筋急而爪枯；多食酸，则肉胝而唇揭；多食甘，则骨痛而发落，此五味之所伤也。"

饮食不节，脾胃受损，酿生湿热、燥火，日久脾肾两虚，气血阴阳俱亏，加之湿热内蕴，困脾扰肾，脾失转输，肾失开阖，关门不利，津液代谢异常，精微物质下泄，出现水肿、蛋白尿、血尿。

四、劳逸失当

正常的脑力、体力劳动及有节度的房事不但无害，而且有益。但过度劳累，或过度安逸，则可导致疾病，危害健康。

过度劳累主要为劳力过度、劳神过度和房劳过度。劳力过度则伤气，久则气少力衰、神疲消瘦。正如《黄帝内经·素问·举痛论》所说："劳则气耗……劳则喘息汗出，外内皆越，故气耗矣。"《黄帝内经·素问·宣明五气》云："久立伤骨，久行伤筋。"《黄帝·内经·素问·生气通天论》说："阳气者，精则养神，柔则养筋。""阳气者，烦劳则张，精绝。""因而强力，肾气乃伤，高骨乃坏。"而劳神过度则耗伤心血，损伤脾气而致心脾气血亏虚。故《景岳全书·不寐》指出："劳倦思虑太过者，必致血液耗亡。"《类证治裁·不寐》也说："思虑伤脾，脾血亏损。"房劳过度则肾精过度耗泄，而致肾精亏虚。《黄帝内经·素问·上古天真论》曾说："以酒为浆，以妄为常，醉以入房，以欲竭其精，以耗散其真。"《备急千金要方·消渴》也曾说："凡人生放恣者众，盛壮之时，不自慎惜，快情纵欲，极意房中，稍至年长，肾气虚竭……此皆由房室不节之所致也。"而《外台秘要·消渴消中》则认为房事过度不仅耗竭肾精，且可生热化燥，指出："房室过度，致令肾气虚耗故也，下焦生热，热则肾燥，肾燥则渴。"过度劳累，耗伤脾肾，亦可使正气一时亏虚，增加外感病邪之患。因此，过度劳累常是多种肾脏疾病的发病诱因，并且是多种慢性肾脏疾病病情反复或加重的主要原因。在治肾脏疾病时，防止过劳也是调护的重要方面。

过度安逸也可致病。因过度安逸，易使人体气血不畅，脾胃功能减弱，而出现食少乏力、精神不振、肢体软弱、发胖臃肿、动则心悸汗出，或继发他病，如《黄帝内经·素问·宣明五气》所说"久卧伤气"。防止过度安逸，适当的活动，可使气血流通，病邪无所遁形，"百病不生"。肾脏病患者气血通畅，可减少风、寒、湿、瘀、热等病邪的产生及感受外邪的概率，亦有助于脾肾两脏的健运及充养，有利于肾脏疾病的恢复。

五、药毒伤肾

药，即毒。《黄帝内经·素问·五常政大论》云："大毒治病，十去其六；常毒治病，十去其七；小毒治病，十去其八；无毒治病，十去其九。谷肉果菜，食养尽之，无使过之，伤其正也。"药物可用于治疗疾病，但药物本身过寒、过热或有毒性，或应用不当也可发生不良反应，引起肾脏损伤，成为致病因素。应用药物要严格把握适用范围，对无毒药物也不必尽剂，以防药毒伤正。《儒门事亲》将药物致病称为"药邪"。张从正在《儒门事亲》中说："老人肾虚无力，夜多小溲，肾主足，肾水虚而火不下，故足痿；心火上乘肺而不入胙囊，故夜多小溲。若峻补之，则火益上行，胙囊亦寒矣。"此外，张景岳也曾说："水肿证以精血皆化为水，多属虚败，治宜温脾补肾，此正法也……常见有专用消伐而退肿定喘者，于肿消之后，必尪羸骨立，略似人形，多则半年，少则旬日，终无免者。"

肾脏是人体排泄代谢产物及毒素的主要脏器，进入人体的多种药物也大多通过肾脏排出。肾脏独有的肾小管浓缩稀释功能使得肾内的药物浓度成数倍或数十倍升高，更容易造成肾脏损害。近年来，随着人口老龄化及新药的研发使用，药物性肾损害的发病率有上升趋势。文献报道，急性间质性肾炎在因急性肾衰竭行肾活检的患者中占 10.3%，药物因素占据病因的首位。其中，非甾体类消炎药、抗生素及利尿剂，是引起药物性肾损害的最常见的三种药物。另外，化疗药物、造影剂、质子泵抑制剂等导致肾脏损害的例子也屡见报道。研究表明，药物引起急性间质性肾炎发病机制与免疫反应有关，主要是细胞免疫。活化的 T 细胞释放多种淋巴因子，介导迟发超敏反应和细胞毒作用，造成肾间质炎性细胞浸润，进一步分泌白介素和肿瘤坏死因子等，导致局部炎症反应扩大，并分泌转化生长因子-β 等促进间质纤维化。更为重要的是，这些生长因子能刺激受损的肾小管上皮细胞转化为成纤维细胞，目前认为这是间质发生纤维化的主要机制，最终导致慢性肾衰竭，不断进展而进入尿毒症期。

尽管与西药相比，中药的肾毒性损害要少得多，但滥用、误用等因素而导致的中药肾损害也时有发生。

1964 年，我国吴松寒首次报告了 2 例患者因服用大剂量木通导致急性肾衰竭。此后，又陆续有相关的个例报道，但均无临床、病理分析，故未引起相应重视。1993 年，比利时学者首先报道 9 例"苗条丸"所致肾衰竭，并称此种肾病为"中草药肾病"。该减肥药误将马兜铃属的广防己替代了原药中的粉防己。1996 年以来，世界各个国家和地区也先后报道了不少类似病例，一时成为研究的热点。1999 年后，我国学者陆续报道了马兜铃类植物药所致的各种肾病病例，并多次报道马兜铃酸对肾小管上皮细胞毒性作用等的研究结果，提出马兜铃酸可能是引起"中草药肾病"的主要毒性物质，建议将其命名为马兜铃酸肾病（AAN）。马兜铃酸肾病并非中草药所特有，有报道巴尔干肾病亦是由马兜铃酸所引起。

据有关报道，马兜铃属植物有 350 多种，我国主要有关木通、广防己、汉中防己、马兜铃、天仙藤、青木香、寻骨风、朱砂莲、威灵仙、大风藤及细辛等；德国的铁线莲状马兜铃、美洲的蛇根马兜铃、印度的马兜铃等也属于该类植物。由于国内外马兜铃类药物引起肾衰的病例报告较多，该问题已成为肾脏病临床工作中的一个热点，并已引起国家食品药品监督管理局等主管部门的高度重视。

研究表明，马兜铃酸可引起肾小管上皮细胞转分化、凋亡或坏死。发生肾小管严重坏死、脱落以致出现基底膜，而极少有细胞再生，也很少伴有肾间质水肿和炎症细胞浸润，早期即出现显著的肾间质纤维化，并逐步进展为局灶或弥漫性肾小管萎缩和肾间质纤维化，导致肾衰竭。也有研究表明，马兜铃酸肾病存在个体差异，可能与参与马兜铃酸生物转化（活化或减毒）的代谢酶基因多态性有关。

药物伤肾从中医角度看，多由素体肾虚，过用伤肾或误用伤肾药物而致肾气受伐，湿热、湿浊、水湿、痰湿、瘀血内蕴。首先若素体肾虚，如老人肾气已衰，精气不足；小儿肾气未充，脏腑全而未壮。这些老年人及小儿等特殊人群及原有多种肾脏疾患的患者因久病肾虚，尤其容易遭受具有肾毒性的中西药物损伤肾气。此外，经研究发现药物性肾损害的患者用药剂量与肾损害之间有很大的个体差异性，这可能与患者本身的遗传及个体素质有关。其次，药物过用伤肾，包括中西药物的过量使用及长久使用。通常药物均有其应用剂量范围，对大多数药毒伤肾报道的病例进行分析可发现，其中不少是由违反《药典》规定剂量即超剂量使用造成的。另外，在疾病治疗过程中应中病即止，及时停药，长时间使用有肾损害的药物也是导致药毒克伐肾气的主要因素。若误用伤肾中药，出现的肾毒性损害大多是由于药材种类使用混乱，品种混淆，煎煮不当，忽视炮制所导致的。就近年来出现肾毒性作用报道最多的木通而言，在药材使用上十分混乱。根据新近出版的《中华本草》考证，正品木通为木通科木通，含木通皂苷，利尿作用确切，无肾毒性；川木通含绣球藤皂苷和糖苷，亦无肾毒性；而关木通含马兜铃酸，过量或滥用可导致马兜铃酸肾病。

除上述药物过用、误用因素外，如存在脱水、休克、心衰、电解质紊乱、严重酸碱失衡及肝功能不全、甲状腺功能低下等疾患致使药物浓度相对较高，代谢及排泄减少，也是服用肾毒性药物易出现或加重肾脏病变的潜在因素。

在治疗疾病过程中，应对肾毒性药物易损人群加以防护，即尽量避免使用该类药物，对必须使用者，应减少药物剂量，有效后及时停药，并注意监测尿液变化及肾功能。另外，配合保肾治疗，注意药物配伍，可减轻肾毒性，如中药冬虫夏草、银杏叶、川芎嗪等已证实具有防护药毒伤肾，促进肾损害恢复的作用。

六、久病及肾

《景岳全书》云："虚邪之至，害少归阴，五脏所伤，穷必及肾。"由于肾为五脏六腑之本，元气之根，受五脏六腑之精而藏之。他脏病变，久病不愈，迁延反复，必然耗气伤精，损阴伤阳；同时，在疾病的过程中产生的风、痰、湿、瘀、热等病理产物，亦会损伤肾脏，导致肾脏受累。临床上，多种免疫系统疾病，如系统性红斑狼疮、过敏性紫癜及小血管炎等引起的肾损害，高血压日久引起的肾小动脉硬化，代谢性疾病如糖尿病导致糖尿病肾病，痛风引起痛风性肾病及感染性疾病如乙型肝炎导致乙肝相关性肾炎等，肿瘤相关性肾损害等，从中医辨证认识，均属久病及肾。火热邪毒，消灼阴液，久则肾中元阴亏虚，或阴寒伤阳，肾中元阳不足，导致肾元亏虚，以及湿热、肝风、痰瘀、癌毒等邪气，下扰肾关，均可引起肾脏气化开阖失司，湿浊痰瘀潴留，发生肾脏疾病。加之肾为阴阳之本，阴阳互根，相互化生，阳虚及阴，阴虚及阳，终致肾中阴阳俱虚，肾病进展，久延难愈。

七、体质因素

体质即禀赋，是机体的一种个体特性，其受先天禀赋的差异及后天饮食营养、生活习惯、体育锻炼、行为修养、年龄、环境等条件的影响。体质具有差异性，正如《黄帝内经·灵枢·寿夭刚柔》所云："人之生也，有刚有柔，有弱有强，有短有长，有阴有阳。"

体质决定感邪的轻重及发病的性质。《医宗金鉴》云："六气之邪，感人虽同，人受之而生病各异者，何也？盖以人之形有厚薄，气有盛衰，脏有寒热，所受之邪，每从其人脏气而化，故生病各异也。是以或从虚化，或从实化，或从寒化，或从热化。"阐述了人体对不同的致病因素常因体质不同而具有某些易感性，并且体质因素决定了产生疾病的类型及机体对疾病的反应性。清代吴德汉《医理辑要·锦囊觉后》云："要知易风为病者，表气素虚；易寒为病者，阳气素弱；易热为病者，阴气素衰；易伤食者，脾胃必亏；易劳伤者，中气必损。"程芝田《医法心传》也说："凡人阴脏、阳脏、平脏，本性使然……阳脏所感之病，阳者居多；阴脏所感之病，阴者居多。不独杂病，伤寒亦然。"上述论述均指出发病类型及机体表现与体质因素具有密切关系。

近年来，遗传学及分子生物学研究发现，肾病存在发病基因及易感基因，如常染色体显性遗传之多囊肾，某些局灶性节段性肾小球硬化都因基因缺陷而发病，并且发现某些肾病具有家族遗传聚集倾向，如IgA肾病等。这些遗传因素对肾脏疾病的发生具有重要影响，甚至是决定性因素。

禀赋除与先天因素相关外，年龄因素对其也具有重要作用。小儿年幼，肾气未充，钱乙在《小儿药证直诀》中论治小儿五脏证治特点时认为，小儿"肾本虚"。此外，小儿脾常不足，脏腑嫩弱，全而未健，患病时易虚易实，传变迅速。清代王德森在《市隐庐医学杂著》中提到："盖小儿脏腑不充，气体柔嫩，病易实，亦易虚，初病多实，久实多虚。"而至老年则肾气渐衰，如《黄帝内经·素问·上古天真论》说："五八……肾气衰。""七八……天癸竭，精少，肾脏衰，形体皆极。"清代尤乘《寿世新编》则说："殊不知老年之人，血气已衰，精神减耗，至于视听不至聪明，手足举动不随其志，身体劳倦，头目昏眩，宿疾时发，或秘或泄，或冷或热，皆老人之常也。"所以，不同体质的患者，其治疗方法也应有异。"年少者真气壮盛，虽汗、吐、解、利，未至危殆；其老弱者，汗之则阳气泄，下之则元气脱……只可温平顺气，进食补虚、中和之剂。"

生活环境及饮食习惯等因素对体质也有影响。清代医家吴达在《医学求是》中曾说："膏粱之体，表虚里实。"认为其表虚为皮毛柔弱，偶受风寒，即易致疾。其里实者，因平素过食油腻腥膻，积于肠胃，或以为体虚进补，常投参、茸，时服胶、地等滋腻之品，积久生痰，中宫痞满，所以多为里实。

体质虽始成于先天，但后天多种因素均可对其产生影响。在肾脏疾病的发病中，体质因素中肾气的强弱是其产生的根本原因。邹云翔认为："肾脏病产生的原因，特别是肾炎发病的原因虽有先天不足、后天失养、六淫侵袭、药物损害、七情所伤，但发病的根本原因在于人体肾气的盛衰。"他常列举"临床上患扁桃体炎、咽喉炎、猩红热、丹毒或皮肤化脓性疾病的患者，不是所有的患者都会发生肾炎，有的原发病很重而不发生肾炎，有的原发病很轻却发生肾炎，个体差异即体质因素起着主要作用。肾气充足之人，即使存在外感六淫或疮毒之邪入侵，肾毒药物常规剂量的使用，也不会发生肾病"。这种体质发病理论符合《黄帝内经·素问·刺法论》中所述"正气存内，邪不可干"及《黄帝内经·灵枢·百病始生》中所说"风雨寒热，不得虚，邪不能独伤人"等论述。而肾气不足之体，在外感六淫与疮毒等侵袭下，病邪乘虚而入导致肾病，其符合《黄帝内经·素问·评热病论》所说"邪之所凑，其气必虚"之理。

因此，在先天遗传的基础上，随着年龄的增长，后天环境、生活方式、饮食习惯等不同均可影响体质偏盛偏衰，导致肾病的发生与进展。

第二节　病机

病机，是疾病发生、发展、演变过程中病理机制的概括。临床征象错综复杂，千变万化，病机则是正邪双方矛盾的内在体现，反映了疾病的本质。随着正邪的消长及脏腑之间的生化承制等关系，病机会在一个阶段内发生变化。肾者，藏精主水，主纳气，为先天之本，内寓元阴元阳。肾病的病理变化主要表现为阴阳失调、虚实消长、津液代谢失常、气血紊乱、脏腑失和等病变规律。

一、津液代谢失常

肾主水，主管津液代谢。津液代谢的异常是肾脏疾病的重要病理变化。津液代谢的过程，是其不断生成、输布、排泄的过程。《黄帝内经·素问·经脉别论》对人体津液代谢有详细的描述："饮入于胃，游溢精气，上输于脾，脾气散精，上归于肺，通调水道，下输膀胱，水精四布，五经并行。"

除肾脏外，津液代谢还依靠其他多个脏腑功能的相互协调，以维持正常的代谢平衡。津液的生成，离不开脾胃的运化；津液的输布和排泄，离不开肺的宣发和肃降、脾的转输、肾蒸腾开阖及肝的疏泄和三焦水道的通调。如《景岳全书·肿胀》云："凡水肿等证，乃肺脾肾三脏相干之病，盖水为至阴，故其本在肾；水化于气，故其标在肺；水惟畏土，故其制在脾。"肾为水脏，是调节水液的重要脏器，水津之所以能布散运行，有赖于肺的通调、脾的转输，尤其与肾阳的蒸化、开阖作用有密切关系。肾气从阳则开，从阴则阖，水为至阴，肾阳衰微，气化作用失常，失于蒸腾开阖，温化推动无力，并无以激发和推动肺、脾、肝、三焦等脏腑的功能，导致津液代谢异常，水湿停聚，水邪泛滥，而出现尿少、水肿等症。故《黄帝内经·素问·水热穴论》云："肾者，胃之关也。关门不利，故聚水而从其类也。"清代喻嘉言指出，水肿病虽是肺、脾、肾三脏的病变，但"其权尤重于肾"。

外感风邪、水湿、疮毒及瘀血痰毒等，均可影响肺、脾、肾三脏对水液的调节，导致水湿泛滥，外溢肌肤，发为水肿。

风寒或风热之邪侵袭肺卫，风水相搏，肺失宣发肃降、通调水道之功，津液停聚，发为水肿。《景岳全书·肿胀》云："凡外感毒风，邪留肌肤，则亦能忽然浮肿。"《医宗金鉴》："风水，得之内有水气，外感风邪。"

肌肤痈疡疮毒，火热内攻，损伤肺脾，津液气化失常，发为水肿。如《济生方·水肿》所云："年少血热生疮，变为水，肿满，烦渴，小便少，此为热肿。"

久居湿地，冒雨涉水，而致水湿内侵，困遏脾阳，脾失运化，水无所制，发为水肿。如《医宗金鉴·水气病脉证》曰："皮水，外无表证，内有水湿也。"

过食肥甘，嗜食辛辣导致湿热中阻；多食生冷、鱼腥发物，脾为湿困；饮食不节损伤脾胃，导致脾气受困，无以运化水湿，水湿壅滞，横溢肌肤，发为水肿。如同《景岳全书·水肿》所云："大人小儿素无脾虚泄泻等证，而忽而通身浮肿，或小便不利者，多以饮食失节，或湿热所致。"

劳倦过度，或先天禀赋薄弱，久病产后，纵欲无度，生育过多，均可导致脾肾亏虚，引起津液代谢失常。脾虚无以运化水湿，水湿输布失常；肾虚失于蒸腾开阖，关门不利，津液停聚，溢于肌肤，发为水肿，是虚证水肿的重要病理机制。

另外，久病入络，气机不利，血行不畅，或脏腑阳气受损，血失温运而滞留，或阴津亏虚而血行滞缓，产生瘀血，"血不利则为水"，加重了肾脏病的水肿，以致迁延不愈，最终瘀血痰湿胶结，导致肾衰竭。

津液输布障碍，水湿内停，泛溢肌肤则为水肿；水湿痰饮，壅滞肺气，宣降失职，可见咳喘气逆、不能平卧；水饮凌心，阻遏心气，则胸闷、心悸；水饮停滞中焦，脾胃气机不利，清气不升，浊气不降，则见脘腹胀满、纳呆、恶心呕吐；水饮停于四肢，阻滞经络，则肢体重者胀痛；而水湿久蕴，形成浊毒，则可入血上脑，甚至出现呼吸溺臭、神昏惊厥的"溺毒"重症。

二、气血失和

《黄帝内经·素问·调经论》云："血气不和，百病乃变化而生。"气血在人体中运行全身，供给脏腑、经络等组织器官进行生理活动所需的物质基础。如气血失常，必然影响机体的生理功能，导致疾病的发生。所以气血失和是所有疾病，包括肾脏疾病的常见病机之一。

气血相互依存，相互为用，相互滋生。气对血，具有推动、温煦、化生、统摄作用；血对气，具有濡养和运载等作用。故气的盛衰和升降出入异常，必然病及于血；而血的虚衰和运行失常，也必然影响及气，从而出现气滞血瘀、气不摄血、气血两虚、气血不荣经脉等气血同病之证。

1. 气

气的根本在于肾，来源于肺、脾，升发疏泄于肝，帅血贯脉而周行于心。气具有推动、温煦、防御、固摄和气化的作用，而气的升降出入是气运动的基本形式。如气的生化不足或耗散太过及升降运动失常均可导致气的病变。肾脏疾病中气的病变主要有气虚、气滞、气逆。

（1）气虚：主要为元气耗损，功能失调及抗病能力下降的病理状态。气虚形成的主要原因由于先天禀赋不足，或后天失养，饮食失调，或因久病、重病、过度劳累而耗气太过所致肺、脾、肾的功能失调，气的生成不足。

（2）气滞：主要为气的运行不畅而郁滞的病理状态。气滞形成的主要原因是由于情志内郁、饮食失调或感受外邪引起人体脏腑、经络气机阻滞及功能障碍。

由于气的升降出入，使人体脏腑保持着协调平衡。气的流通障碍，则形成局部或全身气机不畅，导致脏腑、经络功能失常。而在气机调节中，肝升肺降，脾升胃降，肝、肺、脾、胃在全身气机调节中起着主要作用。如气滞于某一局部，则可出现胀满、疼痛；气滞脏腑、经络可形成瘀血、水停、痰饮等病理产物。肝郁气滞，则可见胁满胀痛、嗳气呕逆、烦躁易怒，症状常随情绪而波动；肺气壅滞，则气粗息喘、胸胁支满，或痰鸣咳嗽；脾胃气滞，运化受纳失职，则纳谷不振、脘腹胀满、嗳气呃逆。

在肾脏疾病中，单纯气滞者少见，多为气滞而血行不畅，形成血瘀；气滞而津液停聚，形成水湿、痰饮，从而导致气滞、血瘀、水停、痰饮共同作用的多种病理变化。

（3）气逆：主要为气机升降失常，脏腑之气上逆的病理状态。气逆多由情志所伤，或饮食不适，或痰饮、湿浊壅阻所致。常见于肺、胃和肝等脏腑功能失调。肺失肃降，肺气上逆可见咳嗽喘息；胃失和降，胃气上逆，可见呃逆、嗳气、恶心呕吐；肝气升发太过，气火上逆，可见头痛、眩晕、目红面赤。

2. 血

血来源于水谷之精气，通过脾胃的生化输布，注之于脉，化生为血。血由心所主，藏于肝，统于脾，循行于脉中，营养和滋润全身，是机体生命活动的主要物质基础。血的失常，包括血虚、血瘀和出血。

（1）血虚：主要为血液不足或血的濡养功能减退的病理状态。血虚多因失血过多，新血生成不及；或因脾胃虚弱，化生血液功能减退；或久病不愈，慢性消耗而致营血暗耗，从而导致血虚。

由于人体脏腑、经络均依赖于血的濡养，血虚则失于荣养，功能虚弱，而见面色不华、唇舌爪甲色淡无华、头目眩晕、神疲乏力、心悸怔忡或手足发麻、视物昏花、舌质淡、脉细无力。

肾藏精主骨，生髓化血。《病机沙篆》云："血之源在于肾。"肾精化血，一是通过归精于肝，二是通过生髓而化血。《张氏医通》指出："气不耗，归精于肾而为精，精不泄，归精于肝而化清血。"另外，肾中阴精充养骨髓，成为血液之源。如《侣山堂类辨》云："肾为水藏，主藏精而化血。"肾精的充足，有助于血液的化生。另外，在肾化生血液的过程中，肾中阳气的推动与温煦也必不可少。若肾病日久，肾中精气阴阳亏虚，血液生化不足，则可导致肾性贫血、肾性骨病等，临床出现面色不华、头目眩晕、神疲乏力、舌质淡、脉细无力等血虚之证。

（2）血瘀：主要为血液循行迟缓和不流畅的病理状态。肾脏疾病中，血瘀的形成有虚有实，因虚致瘀常是血瘀形成的始因，实邪可进而加重瘀血。其血瘀形成有以下两方面。

因虚致瘀：①气虚致瘀，《医林改错》对气虚致瘀的病机总结为："元气既虚，必不能达于血管，血管无气必停留而为瘀。"因气为血帅，气行则血行，气虚则血滞。②阳虚寒凝，阳虚寒凝，血脉涩滞而成瘀，如《黄帝内经·灵枢·痈疽》所说："寒邪客于脉中则血泣，血泣则不通。"③阴虚热瘀，此乃阴亏水乏，相火偏亢，煎熬阴液，血液浓聚而成瘀。

因实致瘀：①水湿血瘀，水湿与瘀血常不可分割，相互为患。如《血证论》所述："病血者未尝不病水，病水者未尝不病血。"②湿热血瘀，湿性黏滞、重者，易阻遏气机，妨碍血行，而热性炎上，易伤阴津，湿热合邪，更易阻滞血行而成瘀血。③湿浊血瘀，水湿久积，蕴而成为浊毒，影响气机升降，而成血瘀，即类似于"污秽之血为瘀血"的病理变化。④气滞血瘀，气行则血行，气机郁滞可致血行不畅而成瘀。⑤出血成瘀，由于阴络受损，血溢脉外，旧血不去，新血不得归经，即所谓"离经之血为血瘀"。

瘀血是贯穿肾脏病始终的病理机制，而且是导致病情加重、不断进展的病理因素，多与风邪、湿热、水湿、痰湿及湿浊相兼为患。由于血瘀的病机主要是血行不畅，所以瘀血阻滞脏腑、经络等某一局部，气机不畅，则见刺痛、痛处不移、拒按，甚则可形成肿块，并伴面色黧黑，尤其两目黯黑、肌肤甲错、唇舌紫暗、瘀斑瘀点、脉细涩。"血不利则为水"，瘀血的阻滞可加重水肿，或致水肿迁延不愈。瘀血亦会导致肾元的进一步亏耗，病理产物不断形成，风、湿、热、水、痰、浊等久恋不去，不断加重肾脏病情，而致终末期肾衰。现代医学检查中出现的高黏滞血症、肾脏高滤过、微血栓形成、血管病变、肾小球硬化、间质纤维化及双肾体积缩小、结构紊乱、皮质厚度变薄等，均为瘀血阻滞、痰瘀胶结的表现。

（3）出血：主要为血不循经，溢于脉外的病理状态。血行脉中，脾的统摄和肝的藏血是固摄血流的重要因素。出血病证有虚实之分，实证多由火热炽盛，迫血妄行而致；虚证则可因气虚不能摄血，血无所依，也可由阴虚火旺，虚火灼络，而致出血。肾脏疾病中常见的血尿既可为肉眼血尿，也可为镜下血尿，其病变大多与肾元亏虚，肾虚湿热或肾虚膀胱热有关。

三、脏腑功能失调

肾的功能失调是指肾之阴阳失衡、精气失调。另外，还包括其他脏腑功能的太过或不及，影响到肾脏本身，引起或加重肾脏病变。正所谓"五脏之伤，穷必及肾"。

1. 肾膀胱失调

（1）肾主水功能失调：肾为水脏，主管水液代谢。《黄帝内经·素问·逆调论》云："肾者水脏，主津液。"肾主管水液代谢，有赖于肾的气化功能。肾的气化功能正常，则开阖有度，能分清泌浊，调节水液的排出量。阖，能使清者通过肾中阳气的蒸腾固摄作用，上归于肺，由心肺再布散周身，维持体内正常的水液量；开，则使浊者通过肾中阳气的温化推动作用，不断地形成尿液，向下输送至膀胱，并通过膀胱的气化作用而排出体外。《诸病源候论》云："小便者，水液之余也。"水液来源于饮食，由脾的运化升清作用，上输至心肺，肺通过宣发肃降，将其敷布至周身，在被组织器官利用之后，又集聚于肾，清者通过肾中阳气的蒸腾，再上归于肺，浊者随着肾中阳气的温化推动，形成尿液，排出体外。由此可见，水液代谢主要由肾所主，还与脾的转输、肺的通调有关。肾为五脏六腑之本，对肺、脾的功能起着促进作用，始终处于主导地位，故《黄帝内经·素问·水热穴论》云："其本在肾，其末在肺。"《黄帝内经·素问·至真要大论》云："诸湿肿满，皆属于脾。"《景岳全书·肿胀》："凡水肿等证，乃肺脾肾三脏相干之病，盖水为至阴，故其本在肾；水化于气，故其标在肺；水惟畏土，故其制在脾。"若肾的阳气虚弱，气化作用失常，蒸腾固摄不力，可发生多尿、夜尿增多及遗尿、尿失禁等症；温化推动无力，可出现尿少、水肿等症。

肾与膀胱相为表里，共同调节水液。《黄帝内经·素问·六节藏象论》说："肾者主蛰，封藏之本，精之处也。"其藏真阳而寓元阳，只宜固藏，不宜泄露，所以肾病多虚证。在多种肾脏疾病中，其辨证主要为肾的精气不足和阴阳气血虚弱。而膀胱与肾互为表里，主要功能为储存津液、化气行水，如《黄帝内经·素问·灵兰秘典论》所说："膀胱者，州都之官，津液藏焉，气化则能出矣。"由于膀胱的储尿及排尿作用主要依赖于肾的气化和主水，肾气不化而影响膀胱之气化，是膀胱虚证的病机。在肾脏疾患中，与膀胱病机相关的主要为湿热蕴结的膀胱实热病证。

（2）肾藏精功能失调：《黄帝内经·素问·六节藏象论》云："肾者主蛰，封藏之本，精之处也。"《黄帝内经·素问·金匮真言论》说："夫精者，生之本也。"精气是构成人体的基本物质，与生俱来，封藏于肾，并由后天水谷精微不断充养。故肾所藏之精包括"先天之精"和"后天之精"。"先天之精"禀受于父母，即《黄帝内经·灵枢·本神》所说："生之来，谓之精"。"后天之精"来源于水谷之精气，通过脏腑化生藏之于肾，即《黄帝内经·素问·上古天真论》说："肾者主水，受五脏六腑之精而藏之。""先天之精"只有不断得到"后天之精"的培养，肾中精气才能充盛。

肾中精气的盛衰决定着机体的生、长、壮、老、已及多种肾脏疾患的发病、预后和转归。如多囊肾及其他遗传性肾病及糖尿病肾病等与遗传因素有关的肾脏疾病，均与先天精气不足有关。肾藏精，还体现在肾小球自身结构完整，球内压力正常，使得精微物质不外泄及肾小管对精微物质的重吸收作用。如果肾不藏精，除生殖之精外泄外，更造成人体精微的外泄，出现血尿、蛋白尿、糖尿、氨基酸尿等；肾不藏精，无以充骨生髓，化生清血，亦会导致肾性骨病、肾性贫血。另外，人体生命的遗传物质及激素等在肾脏的新陈代谢均体现了肾藏精的功能。

肾的精气不足可因幼年精气未充，禀赋不足；或因老年精气衰退；或因房事不节，耗伤精气；或因久病，精气亏耗而致。肾精不足，会导致生长发育迟缓，影响"天癸"及生殖，可出现早衰、滑精、阳痿、性功能减退等表现。肾藏精，主骨生髓，肾精不足则髓海空虚，失于充养，可见智力减退、两足痿弱。且精血同源，精血互生，肾精不足则无以生血，而致血虚，导致脏腑、经络失于濡养、荣润。肾失封藏，精气流失于下，导致遗尿、滑精、蛋白尿等病理表现。而肾失固摄，则小便清长、多尿、血尿、尿有余沥。若肾气不足，肾府、经络失于充养，可见面色淡白、腰脊酸软、听力减退、耳鸣耳聋等表现。

（3）肾中阴阳失调：肾为水火之宅，内寓元阴元阳，为全身阴阳之本。肾中阴阳相互协调，相互制约，维持人体正常的生命活动。先天不足，或后天失养，均可导致肾精不足，阴阳亏虚。肾阴亏虚，相火亢盛，可致阴虚内热或阴虚火旺，脏腑、经络失于充养，可见形体消瘦、头昏眩晕、耳鸣耳聋、腰膝酸软、少寐健忘、齿松发脱、遗精、早泄、经少、经闭、舌红少苔、脉细。肾阳不足，无以温煦，则可见腰膝酸软、性欲减退、畏寒肢冷、精神萎靡、夜尿频多、动则气促、发槁齿摇、舌质淡、脉沉细无力。

肾中阴阳失调可导致肾主水液及肾主封藏功能的障碍，而阳虚火衰，无以蒸腾主水，水湿内聚，泛溢肌肤，或停留胸腹，或凌心犯肺，则见周身浮肿，下肢尤甚，按之如泥，脘腹胀满，尿少及小便清长，多尿、遗尿、滑精、蛋白尿、血尿等。

肾阴肾阳是全身阴阳之本，肾之阴阳失调，偏盛偏衰，可导致其他脏腑功能失调。如肾阴亏虚，水不涵木，则可导致肝阳上亢，甚则肝风内动，可见眩晕、耳鸣等症；肾阴耗伤，阴不济阳，虚火上越，心肾不交，可见虚烦不寐、心悸健忘、潮热盗汗、梦遗等症；肺失肾阴滋养，肺肾阴虚，可见咽燥、干咳、潮热升火等症；肾阳不足，无以温煦脾阳，健运失司，则可见五更泄泻、下利清谷等；心失肾阳之温煦，血行无力，可见心悸、脉迟、汗出、肢冷、气短等。由于阴阳互生互长，病理改变时，可出现阴损及阳，阳损及阴，终致阴阳两虚。反之，其他脏腑的阴阳失调，日久累及于肾，损耗肾之阴阳，则致久病及肾。

（4）膀胱功能失调：膀胱为肾之腑，与肾相表里。对小便排泄功能有着相互依存和协同的作用。人体水液经过肾的气化，肾关开阖，浊者下降，由膀胱潴留和排泄；而膀胱的储尿、排尿功能，又依赖于肾脏的固摄和气化作用。肾气充足，固摄有权，则膀胱开阖有度，两者共同完成小便的潴留和排泄。若肾气不足，气化失常，固摄无权，则膀胱气化功能失常，开阖失度，储存及排泄尿液功能障碍，可出现小便不利、尿频、遗尿、尿失禁等。过食辛热肥甘之品，或嗜酒太过，酿成湿热，下注膀胱；或下阴不洁，秽浊之邪侵入膀胱，均可导致膀胱湿热。膀胱湿热，气化不利，则小便灼热、频数、刺痛；而湿热灼伤血络，迫血妄行，血从下溢，则见血淋、尿血；而湿热蕴结，无以分清泌浊，精微下泄，则见蛋白尿、尿浊、膏淋；湿热蕴结，尿液受其煎熬，日积月累，结成沙石，则为石淋。膀胱病变，湿热痰瘀，日久则耗损肾气，伤及肾之元阴元阳，或加之年老久病，劳累过度，房事不节，可导致脾肾亏虚，出现尿频、尿急、尿痛和腰痛等症。

2. 脾肾失调

中医认为，肾为先天之本，脾为后天之本，两者相互资助，相互促进，共同维持人体的生命活动。肾为一身之本，脏腑气血阴阳之根，肾藏先天之精，为生命之源，维持着各脏腑、组织、器官的正常功能。脾主运化，为气血生化之源，脾的运化，将水谷化为精微，脾的转输和散精，把水谷精微灌溉四旁，布散全身。脾胃健运，生化有源，其所化生的精、气、血、津液不断地充养先天肾元，使得肾精充沛，进一步温煦滋养全身各脏腑，故临床尤其重视以后天充养先天。《景岳全书·论脾胃》中云："人之始生，本乎精血之源；人之既生，由乎水谷之养。非精血，无以立形体之基；非水谷，无以成形体之壮……是以水谷之海，本赖先天为之主，而精血之海又必赖后天为之资。""故人之自生至老，凡先天之有不足者，但得后天培养之力，则补天之功，亦可居其强半。此脾胃之气所关于人生者不小。"

另外，脾肾失调的另一个表现为水液代谢障碍。脾主运化水液，肾主水液代谢，两者相互配合，发挥协同作用，保证水液的正常生成、输布和排泄。肾主水，司开阖，肾病则失其蒸腾开阖之用，关门不利，水液停聚于体内，酿生湿浊，泛溢肌肤。脾之运化包括运化水谷及水液。脾运化水液，使水谷精液中多余的水分转输至肺肾，通过肺肾的气化功能，化为汗液和尿液排出体外。脾病失于运化，津液输布、排泄失常，水液代谢障碍，津液内停，泛溢肌肤，亦发为水肿。故《黄帝内经·素问·至真要大论》说:"诸湿肿满,皆属于脾。"说明脾运化水液功能失调,是产生水湿痰饮等病理产物的重要原因。《景岳全书·肿胀》更进一步阐述了脾肾与肺三脏在津液代谢方面的协同作用:"凡水肿等证,乃肺脾肾三脏相干之病,盖水为至阴,故其本在肾;水化于气,故其标在肺;水惟畏土,故其制在脾。今肺虚则气不化精而化水,脾虚则土不制水而反克,肾虚则水无所主而妄行。"

脾胃为生化之源,且为制水之脏。在疾病的过程中,脾胃对肾脏病的发生、病情变化及预后等方面具有极其重要的作用,故李东垣在《脾胃论·脾胃盛衰论》中云:"百病皆由脾胃衰而生也。"而《景岳全书》更指出:"有胃则生,无胃则死。"

脾胃功能障碍多表现出脾虚及水湿之证。临床可见四肢乏力、气短懒言、面色少华、呕吐、恶心、呃逆、腹胀、腰腹冷痛、泛吐清水、四肢不温、下利清谷等及脘闷纳呆、头身困重、舌质淡、舌苔白腻、脉濡;或口苦而渴、溲赤便溏等湿热证候,如水湿壅阻,泛溢肌肤,稽留胸腹,可形成水肿或胸腹水;而水湿凌心犯肺,阻遏心阳,壅滞肺气,则见胸闷、心悸、咳喘气逆;而湿邪久蕴,酿生浊毒、痰瘀,阻于肾络,则可形成少尿、无尿的"溺毒""癃闭"之证。

3. 肺肾失调

肺肾失调主要体现在水液代谢和呼吸运动两方面的协同功能发生障碍。肾为水脏,主津液代谢。肺主宣发肃降,通调水道,对体内水液的输布、运行和排泄起着疏通和调节作用,"为水之上源"。肺肾的相互协同作用,加之脾对水液的运化,保证了水液的正常输布与排泄。肺主宣发,将津液和水谷精微宣发于全身,而且司腠理开阖,能调节汗液排泄;肺主肃降,将吸入之清气下纳于肾,并将体内代谢的水液不断下输于肾,经肾和膀胱的气化作用,形成尿液排出体外。肺的宣发肃降和通调水道,有赖于肾阳的蒸腾气化,而肾主水的作用也有赖于肺的宣发肃降和通调水道。《黄帝内经·素问·水热穴论》云:"其本在肾,其末在肺,皆积水也。"若肺失宣肃,通调水道失职,必累及于肾,而致尿少,甚则水肿;肾阳不足,蒸腾开阖失司,关门不利,则水泛为肿,甚则上为喘呼,咳逆倚息不得卧。故肺病可及肾,肾病也可及肺。

急性肾炎多因外邪犯肺,或皮肤疮疡引起,风热或风寒兼夹湿邪,下扰肾关,而致肾失开阖,津液内停,精微下泄。从肺论治,可使原发疾病得到及早处理,祛除邪实,有利于肾脏气化功能的恢复,疾病向愈。慢性肾脏病也可因感受外邪,肺失宣肃而致病情加重和反复,临床上极为常见。从肺论治,祛除邪实,调整脏腑气化功能,使邪去则正安,肾脏病得以缓解或稳定。

肺、肾两脏在水液代谢中起着重要作用,与脾共同调节津液的运行、生成和排泄,其发病机制相互联系、相互影响,正如《景岳全书·肿胀》所说:"凡水肿等证,乃肺脾肾三脏相干之病,盖水为至阴,故其本在肾;水化于气,故其标在肺;水惟畏土,故其制在脾。今肺虚则气不化精而化水,脾虚则土不制水而反克,肾虚则水无所主而妄行。"故水肿病证以肾为本,以肺为标,以脾为制水之脏。

《景岳全书·喘促论证》云:"肺为气之主,肾为气之根。"肺主呼吸,肾主纳气,肺肾配合,共同完成呼吸运动。肺主呼吸,其呼吸的深度需要肾的纳气作用来维持。一方面肾气充盛,吸入之气方能经肺之肃降而下纳于肾;另一方面,肺气肃降,有利于肾之纳气,而肾气摄纳,也有利于肺之肃降。若肾病日久,精气不足,摄纳无权,气浮于上;或肺气久虚,久病及肾,均可导致肾不纳气,呼吸浅表而出现动则气喘等症。

此外，肺肾之阴气也是相互资生的，肺虚不能输津滋肾，可导致肾阴亏虚，表现为肺肾阴亏；肾阴又为一身阴气之根本，肾阴虚不能上滋肺阴，而致肺阴不足，出现两颧嫩红、骨蒸潮热、盗汗、干咳音哑、腰膝酸软等肺肾阴虚之证。

4. 肝肾失调

"肝肾精血"之间存在着相互滋生和转化的密切关系。一方面肝藏血，肾藏精主骨，生髓化血。《病机沙篆》云："血之源在于肾。"《张氏医通》指出："气不耗，归精于肾而为精，精不泄，归精于肝而化清血。"另一方面，肾中阴精充养骨髓，成为血液之源。故《侣山堂类辨》中云："肾为水藏，主藏精而化血。"肾精化血一是通过归精于肝，二是生髓而化血。肾精的充足，有助于肝血的化生。另外，在肾精化生血液的过程中，肾中阳气的推动与温煦也必不可少。同时，肾中精气的充盛，亦有赖于血液的滋养。精能生血，血能化精，故称为精血互生。

肝肾阴阳之间的关系亦极为密切。肝肾阴阳，相互滋生，相互制约，称为"肝肾同源""乙癸同源"。若肾阴不足，肝木湿濡，可致肝肾阴虚，阴虚阳亢，虚火上炎，肝风内动，称为"水不涵木"；肝阴不足，亦可导致肾阴亏虚而致相火偏亢；肝火太盛，下劫肾阴，亦可形成肾阴不足之证。

肝主疏泄与肾主封藏，两者相互制约，相反相成。肝肾疏泄封藏失职，会导致女子月经周期失常，经量过多或经闭；男子遗精滑泄，或阳强不泄等证。

另外，肝失疏泄，气机不利，三焦决渎失司，影响肾脏气化功能，可导致水湿内停。如肝病鼓胀，痰瘀交阻，气滞水停，可导致肾脏失于气化，蒸腾开阖不利，出现少尿、肢体水肿，甚至呕恶、胸闷、气喘等癃闭之证。除此之外，肝脾湿热，还可下扰肾关，肾脏失于封藏，关门不利，精微物质外泄，可出现尿中泡沫增多、血尿、蛋白尿；肾脏失于气化，则津液代谢障碍，水湿内停，而出现水肿、尿少等症。

5. 心肾失调

肾病及心，心病亦可及肾，心肾失调主要体现在心肾阴阳之间、心血与肾精之间功能障碍。心属火，居于上焦而属阳，肾属水，居于下焦而属阴。心之阴阳必下降于肾，而充养肾之阴阳，肾之阴阳必上升至心，以濡养温煦心之阴阳。二脏阴阳上下交通，相互依存，称为"水火既济""心肾相交"。《慎斋遗书》云："心肾相交，全凭升降……升降者水火。"若心火不能下降于肾而上亢，肾水不能上济于心而下泄，肾无心火则水寒，心无肾水则火炽，出现一系列病理表现，即"心肾不交"或"水火不济"。临床表现为失眠、心悸、怔忡、心烦、腰膝酸软、咽干耳鸣、潮热盗汗、舌红少苔；或见男子梦遗、女子梦交等。

心主血，肾藏精。精血之间相互转化，如《医原》所云："谷气归心，奉君火而化赤，赤血得金气敷布，下行入肾化精。"《张氏医通》曰："精不泄，归精于肝而化清血。"这种精血互生，体现了心肾之间重要的生理关系，也是心肾相交、水火既济的物质基础。心血肾精不足，可导致面色无华、心悸、耳鸣、腰酸膝软等，亦是心肾同病之象。

另外，肾元亏虚，失于蒸腾气化，水湿内停，泛于肌表，凌心射肺，阻遏心阳，可出现心悸，汗出，胸闷胸痛，短气喘息，不得卧等肾病及心、心肾同病的证候表现。

第六章 中医肾病的治疗原则和治法

第一节 治疗原则

一、治病求本

（一）标本论治

标本是指疾病的主次本末和病情轻重缓急的情况。本是疾病的本质及其发病的内在基础，《黄帝内经·素问·刺法论》指出："正气存内，邪不可干。"《黄帝内经·素问·评热病论》则说："邪之所凑，其气必虚。"古人也有"肾病多虚"之说。大多数肾脏疾病为慢性久病，肾气不足是各种肾脏疾病发生的最根本原因。肾为水脏，主气化，藏精，主骨生髓，肾脏疾病常见的水肿、腰痛、少尿或夜尿增多、蛋白尿、血尿等，常与肾失封藏、气化不利、开阖失司、水湿内蕴、精微下泄等肾气不足所致的病理机制相关。肾为五脏之本，肾气不足，可导致其他脏腑的虚损。根据合病的脏腑，治疗上或补肺益肾，或健脾补肾，或滋养肝肾等，以培补虚损的脏腑功能，并结合气血阴阳的虚损，或补气，或养血，或滋阴，或温阳，从而达到维护肾气的目的，即"治病必求于本"。

标是疾病表现于临床的现象和所出现的证候，常为多种病理因素而致的邪实表现，如肾病常见的水湿、湿浊、湿热、瘀血、痰湿、肝风等，均为标实之候。治标即通过多种手段，祛除其邪实证候及病理因素。

标本既是对立着的矛盾，又常相互联系，相互影响。治标之法有利于祛除邪实，而邪去则正安，有利于固本。治本则正气充足，有利于祛邪外出。故临证应权衡标本缓急，或治标为先，或治本为主，或标本同治。

（二）缓急论治

在中医临诊辨证时，应根据病情变化情况，按照"急则治其标，缓则治其本"和"间者并行"的原则进行治疗。

"急则治其标"通常是指在肾脏疾病过程中，出现了紧急危重的情况，或其邪实证候影响疾病的病程或导致病情进展，必须先解决其标，然后再治其本。如脾肾亏虚，水湿泛溢，凌心犯肺而致咳喘气逆，则当化湿利水为先，待水去病缓，再行健脾益肾以固其本。

"缓则治其本"是通常应用于病情平稳，或慢性疾病缓解期的治疗原则。如急性肾炎缓解期或慢性肾炎水肿消退阶段，根据中医水肿发病"其本在肾""其制在脾"的原则，采用扶正固本、健脾益肾的治疗方法。

"间者并行"是指在肾脏疾病中出现标本并重的情况，应采用标本同治。如肾病水肿明显，小便量少，肾虚水泛，则应标本同治，予益肾利水或温阳利水。

（三）正治反治

《黄帝内经·素问·至真要大论》指出："逆者正治，从者反治。"这是治病求本这一治疗原则的具体运用。正治又称逆治，是逆其证候性质而治的一种常用治疗法则，适用于疾病的征象与本质相一致的病证，如"寒者热之""热者寒之""虚则补之""实则泻之"等方法。反治又称从治，是顺从疾病假象而治的一种治疗原则，如"热因热用""寒因寒用""塞因塞用""通因通用"，其实质仍是"治病求本"。

此外，《黄帝内经·素问·至真要大论》还提出了反佐治法："奇之不去则偶之，是谓重方。偶之不去，色泽反佐以取之，所谓寒热温凉，反从其病也。"反佐疗法适用于真寒假热证、真热假寒证、寒热错杂证、虚实错杂证等，或阴阳俱虚，正治不效，进药不纳者。在肾病治疗中，如阳虚者以温阳法治之，但在温阳药中少佐滋阴之品；阴虚者以滋阴法治之，但在滋阴药中少佐温阳之品；本虚证除治本扶正补益外，常兼用少许清利药或活血药；湿热证治以清热利湿，往往顾及其本，略加补益之品。总之，是为增加疗效，与正治法达到一致的目的。

二、扶正祛邪

（1）扶正为主：扶正的法则适用于正气虚为主而邪实不盛的虚性病证。由于肾脏疾患大多病程较长，故而在多种疾病的缓解期、恢复期常以扶正为主。由于肾脏疾患病本在肾，以肾虚为主，故益肾之法为治疗的根本之法，并根据阴阳虚衰的侧重而选择补肾气、温肾阳、滋肾阴、填肾精。此外，因心、肝、肺、脾为肾脏疾病常累及的脏腑，故在益肾的同时应兼顾合病的脏腑共同调理。特别是对水肿等病，由于"其制在脾"，故结合益气健脾、脾肾同补为该病的常用之法。

（2）祛邪为主：祛邪的法则适用于邪实为主要矛盾，而正气未衰的实性病证。肾脏疾病患者，外感六淫邪气，而正虚不甚者，大多见于疾病的初起阶段。如急性肾炎病初风邪侵袭，风水相搏之时，或急性泌尿系感染，因外受湿热，膀胱气化不利等。邪实为主，而正气亏虚尚不明显者，应先祛邪治标。此外，在疾病发展过程中，由于正虚而产生多种病理因素，如湿热、湿浊、水湿、瘀血等，邪实内盛，邪不去则正不安，而邪实蕴结更易伤及正气，所以在短期内可暂以祛邪为主，但不可久用，中病即止，并结合扶正之法巩固。

（3）扶正祛邪兼顾：本法适用于正虚邪实的病证，两者兼顾则扶正不留邪，祛邪不伤正。大多数肾脏疾病的治疗中选择该法。在具体应用时，还须分清正虚邪实的主次缓急。正虚较甚者，应扶正为主，兼顾祛邪；邪实较重者，则以祛邪为主，兼顾扶正。

三、调整阴阳气血

（1）调整阴阳：疾病发生、发展的根本原因是阴阳失调，所以调整阴阳即补其不足，泻其有余，恢复阴阳的相对平衡。在调整阴阳偏盛时，应注意观察有无相应的阴或阳偏损的情况存在。若阴或阳偏盛而相对的一方无明显虚损，可采用"损其有余"的方法，即"寒者热之""热者寒之"。若已引起相对一方偏损时，则当兼顾其不足，配合扶阳或益阴之法。对阴阳偏衰之证，则应采用"补其不足"的方法。阴虚不能制阳而致阳亢者，属虚热证，一般不能用寒凉药直折其热，须用"壮水之主，以制阳光"的方法，即用滋阴壮水之法，以抑制阳亢火盛。而阳虚不能制阴而造成阴盛者，属虚寒证，不宜使用辛温发散以散阴寒，须用"益火之源，以消阴翳"的方法，即用扶阳益火之法，以消退阴盛。阴阳两虚者，应阴阳双补。

阴阳互根互用，阴阳偏衰亦可互损，故治疗阴阳偏衰的病证时，应注意"阴中求阳""阳中求阴"。如《景岳全书·新方八略》中说："善补阳者，必于阴中求阳，则阳得阴助而生化无穷；善补阴者，必于阳中求阴，则阴得阳升而泉源不竭。"以此理论为指导创立的左归丸、右归丸，为治疗肾病的常用方药。

（2）调理气血："气为血帅，血为气母"。调理气血的原则是"有余泻之，不足补之"。因气虚生血不足，而致血虚或气血两虚者，治宜补气生血或气血双补；气虚不摄，血不归经者，治宜补气摄血；气虚血瘀，或气滞血瘀者，治以补气行血或理气活血化瘀；气机逆乱，血随气逆者，治以降气和血。而血为气母，故血虚气也虚，气随血脱，治疗则根据血脱先益气的原则，急则补气固脱。

四、调整脏腑功能

人体是由脏腑组织组成的整体。脏与脏、腑与腑、脏腑之间在生理上相互协调，病理上相互影响，在治疗中应注意各脏腑之间的关系，整体调摄。如张景岳在《景岳全书·肿胀》指出："凡水肿等证，乃肺脾肾三脏相干之病，盖水为至阴，故其本在肾；水化于气，故其标在肺；水惟畏土，故其制在脾。"明确提出水肿以肾为本，以肺为标，以脾为制水之脏，治疗时除注意治肾外，还应注意调理肺脾。

除了调整诸脏之间的功能外，调整脏腑之间功能也为常用治则。《诸病源候论·淋病诸候》曾提出："诸淋者，由肾虚而膀胱热故也"。肾与膀胱功能失调为淋证发病根本，所以在淋证治疗中，除了清利膀胱湿热外，还应结合补肾固本，脏腑同治。

第二节　常用治法

一、发散法

发散法是通过开泄腠理，舒张毛孔，促进汗液分泌而逐邪外出的一种治疗方法，《黄帝内经》谓之"开鬼门"。其根据《黄帝内经·素问·阴阳应象大论》"其在皮者，汗而发之""因其轻而扬之"的原则立法，治以解表药为主。

（1）疏风解表法：适用于肾病见有表证者。根据感受风寒或风热的不同，而分为辛温解表和辛凉解表。辛温解表法用于风寒表证，常用方剂有麻黄汤、桂枝汤等。辛凉解表法适用于外感风热表证，常用方剂如银翘散、桑菊饮等。

（2）化湿解表法：适用于风水表证。因风邪外袭，内舍于肺，肺失宣降，水道不通，以致风遏水阻，风水相搏，泛溢肌表。根据《金匮要略·水气病脉证并治》"腰以上肿，当发汗乃愈"的治则，治以化湿解表，使风水表邪从肌腠发散而解。风水表热之证，治以疏风清热，化湿解表，以越婢加术汤加减；风水表寒证，治以疏风散寒，化湿解表，以麻黄汤合五皮饮加减；对风水表虚者，用防己黄芪汤加减以固卫行水。

（3）扶正解表法：适用于肾脏疾病日久，体质素虚而感受外邪，表里同病者。如气虚外感者，以参苏饮加减益气解表。平素表虚自汗，易受风邪者，可以玉屏风散益气固表。素体阳虚，感受风寒或风湿者，宜助阳解表，祛风化湿，可选择麻黄细辛附子汤或麻黄附子甘草汤加减。扶正解表法寓扶正和祛邪于一体，既防辛散祛邪，强发其汗，重伤正气，而在疏散药中酌加补虚之品，扶助正气，又可兼顾病本。

二、清热法

根据"热者寒之""温者清之"的原则，通过寒凉泄热的药物和措施，以消除热证的治法。适用于里热之证，具有清热泻火、凉血解毒等作用。

（1）清热解毒法：适用于热毒炽盛诸证。常用方剂如黄连解毒汤、普济消毒饮、泻心汤、清瘟败毒饮、五味消毒饮等。

（2）清营凉血法：适用于邪热入于营分，或入血分。常用方剂如清热解毒汤、清营汤等。

（3）清脏腑热法：适用于热邪偏盛于某一脏腑所产生的火热之证。其临床表现根据邪热偏盛的脏腑而有所不同，治疗则根据随之选择不同的清热药。常用方剂如导赤散、左金丸、玉女煎、黄连温胆汤、半夏泻心汤、八正散等。

三、攻下法

（1）通腑泄浊法：适用于急慢性肾衰竭湿浊壅盛，腑气不通，升降失常，大便干结者。湿浊乃由肾元虚衰，开阖失度，脾失健运，津液不布，水液代谢紊乱，久积成浊，其类似于"尿毒症性毒性物质"，既是肾衰竭的病理产物，又是导致多种临床症状并决定疾病轻重深浅及发展进程的重要病理因素。随着大黄在肾衰竭临床应用及实验研究的深入，发现其不仅具有泻下通便作用，而且可改善氮质平衡，有助于尿毒症时多种毒性物质的排除，并有调节免疫及氨基酸代谢、抑制系膜细胞增生等多种作用。通腑泄浊法常以小承气汤加减化裁。常用药物有制大黄、厚朴、枳实、槟榔等。对热结腑实，形体壮实者，也可使用生大黄，但应从小剂量开始，以保持大便日行 2～3 次为度。生大黄不宜久用、过用，以免苦寒伤胃，泻下过度而导致水、电解质平衡失调。对慢性久病者，须结合扶正，固护正气。

（2）泻下逐水法：适用于水饮停聚胸腹及水肿体质强壮者，方剂如十枣汤。泻下逐水可使体内积水从大小便排出，以达到除水液以消肿胀的目的。该类药物大多具有毒性，且泻下作用峻猛，只可暂用，不可久服。

四、补益法

补益法是补益人体阴阳气血之不足，或补益脏腑之虚损的治法。按照人体阴阳气血不足的侧重而分为补气法、补血法、补阴法、补阳法。

（1）补气法：适用于肺脾肾气虚的病证。偏肺气虚者，以益气补肺为主，常用方剂有玉屏风散、生脉散等。偏脾气虚者，以健脾益气为主，常用四君子汤、六君子汤、保元汤、参苓白术散、补中益气汤等。肾气亏虚者，辨其阴阳虚损的侧重而分别施治。

（2）补血法：适用于营血亏虚的病证，多见于肾脏病患者的肾性贫血及其他出血病证。常用四物汤、当归补血汤、归脾汤等方剂。

（3）滋阴法：适用于阴虚病证。由于阴虚涉及的脏腑不同，处方用药也有不同。肾阴不足者，治以滋阴补肾，常用方剂如六味地黄丸、左归丸等。肺肾阴虚者，治以滋养肺肾，常用麦味地黄汤等。肝肾阴虚者，治以滋肾养肝，肝肾同治，常用方剂如杞菊地黄丸。

（4）补阳法：适用于肾阳虚弱的病证。常用方剂有肾气丸、右归饮等。该类方剂大多于补阳之中兼以滋阴，阴中求阳，阴阳双补。

五、理气法

（1）行气法：适用于气机郁滞的病证。气滞主要表现在脾胃气滞与肝气郁滞两方面。脾胃气滞者常用方剂有半夏厚朴汤等；肝气郁滞者常用柴胡疏肝散等。由于气机郁滞所涉及的脏腑及病情兼夹不同，行气仍须注意配伍，如气滞兼有痰湿，配以化痰祛湿；兼有瘀血，宜配合活血化瘀。如治疗肾病使用激素后出现的气血痰热郁滞证，可选用越鞠丸行气解郁，祛痰化湿，活血和络。

（2）降气法：主要表现在肺气上逆和胃气上逆两方面。肺气上逆主要以咳嗽气喘为主，治以降气平喘，常用苏子降气汤。胃气上逆，以呕吐为主要表现者，治宜降逆止呕，常用旋覆代赭汤、小半夏汤等。

六、理血法

（1）活血化瘀法：适用于血行不畅或瘀血内阻所致病证。肾脏病瘀血证患者除可见腰部疼痛、面色晦滞、舌有瘀斑瘀点、脉涩等临床症状外，还可见到血液黏稠度增高，肾脏硬化缩小，肾脏病理显示肾小球硬化，间质纤维化及肾小球基膜增厚，基质增多。此外，久病水肿不消，顽固性蛋白尿，肾脏囊性病变等也常与瘀血密切相关，活血化瘀法对改善血液循环具有较好作用。常用活血化瘀药物根据其临床作用及功效强弱分为和血类如丹皮、丹参、当归、赤芍、鸡血藤等；活血类如乳香、没药、川芎、红花、五灵脂、益母草、泽兰、牛膝、鬼箭羽、参三七、蒲黄等；破血类如水蛭、虻虫、莪术、桃仁、三棱、土鳖虫等。常用活血化瘀方剂有桃红四物汤、当归芍药散、血府逐瘀汤、补阳还五汤等。

（2）止血法：主要适用于肾病尿血病证。由于尿血的病因病机不同，治法也应随证而异。血热妄行，常用小蓟饮子治之；瘀滞出血，多见于久病尿血，治以祛瘀活血，常用参三七、蒲黄、茜草等；气虚不摄而见尿血，治宜益气摄血，以归脾丸加减。

七、祛湿法

肾脏疾病中，水湿、湿热、湿浊为常见的病理因素，而主水在肾，制水在脾，调水在肺。所以，在治疗中应注意调理肺、脾、肾三脏，并注意疏畅三焦、膀胱气机。

（1）芳香化湿法：适用于肾脏疾病湿浊内蕴，脾运失健而致脘腹胀满，恶心呕吐，食少口淡，不思饮食，舌苔白腻而厚者，常用芳香化湿、苦温燥湿之药，方用平胃散、藿香正气散等。

（2）利水渗湿法：适用于水湿、湿浊壅盛而致的水肿、淋浊、癃闭等证。常用方剂有五苓散、五皮饮、猪苓汤等。

（3）温化水湿法：适用于湿从寒化或阳虚气不化水的水肿、痰饮、淋浊等证。常以温阳药物桂枝、干姜等配合利水渗湿类药物。常用方剂有苓桂术甘汤、真武汤、实脾饮、甘草干姜苓术汤、萆薢分清饮等。

（4）祛风胜湿法：适用于风寒湿邪在表所致的头痛、身体重痛，或风湿着于筋骨的腰膝疼痛等症。常用方剂如羌活胜湿汤、独活寄生汤等。

八、固涩法

依据病因及病位，肾脏病中常用固表止汗法及涩精止遗法。

（1）固表止汗法：适用于卫外不固，表虚自汗，易于感冒者，常用方剂有玉屏风散、牡蛎散。

（2）涩精止遗法：适用于肾虚失藏，精微下泄，或肾气不摄，膀胱失约以致遗精滑泄，小便失禁，大量蛋白尿及血尿患者。涩精止遗法常用金锁固精丸、水陆二仙丹、缩泉丸、桑螵蛸散等。

第三节　治法新论

一、从风论治

1. 风邪是肾病的常见病理因素

《黄帝内经·素问·风论》曰："风为百病之长。"风有外风与内风的区别。肾病可因六淫疫毒外袭，导致邪热、湿毒瘀阻肾络而发病。外来风邪可致肺失宣肃，脾失健运，肾失开阖而使病情加重；也可因病情发展而出现肝阳化风，肝风内动的内风之证。现代医学也认为外感是急慢性肾炎发病的重要原因，也是肾衰病情加重的诱发因素。治疗外感有助于对肾病病情进展的控制。而肾病过程中出现的眩晕、头痛、血压升高，甚至肾衰过程中伴发的神经精神症状如抽搐、躁动、惊厥等均与肝风内动有关，属内风的范畴。此外，病情的迁延、传变及发展也与风性善行数变的特征相一致。

（1）外风伤肾：六淫之邪以风为主，并易兼夹寒、热、湿、毒邪，合而为患，而成风寒、风热、风湿、风毒之证。风性轻扬，易袭阳位，"伤于风者，上先受之"。故风邪袭表，肺卫失宣，可见鼻塞、咽痒等肺、咽症状；肺失通调，风与水相搏，可见面部浮肿，如"风水""肾风"之状。风邪经咽喉下扰于肾，肾络受损，封藏失职，《诸病源候论》"风邪入于少阴则尿血"即是。风性开泄，风邪伤人之时，可致精微下泄而出现大量蛋白尿、血尿。风性善行而数变，风邪游移于体内脏腑经络百隧，变化多端，使病情时轻时重。因肺为华盖，主一身之气，外合皮毛，为水之上源。表气虚则卫外不固，腠理疏松，风邪每易乘虚而袭。风邪外袭有风寒、风热之分，风寒外束，或风热上受，均可导致肺气闭塞，气失宣肃，通调失司，水液不能敷布而下注于肾，聚湿成浊，导致病情发生及发展。风邪兼寒，常见恶寒、发热、咳嗽、舌苔白、脉浮紧的风寒表证；风邪兼热，常伴咽喉红肿疼痛、舌质红、脉浮数的风热表证。脾为中土，主水谷及水液之运化，喜燥恶湿，风邪夹湿最易困遏脾阳，导致脾失健运，不能升清降浊，以致水液泛溢，湿瘀交阻。风邪夹湿尤其多见于结缔组织疾病导致的继发性肾病。水湿日久，可化热而成湿热。风邪夹湿热，常可见到脉浮身重，或伴肢节酸痛。若兼有气虚，即类似于《金匮要略》防己黄芪汤证。另外，湿热疮毒，也易兼夹风邪，如见疮疖痒疹、乳蛾红肿、皮肤猩红斑疹等。风热毒邪，可从皮毛内归于肺，或可经肌肉内伤于脾，使肺失通调，脾失转输，终致肾失开阖，三焦气化不利，水液、湿浊内蕴，加重病情。如急性肾衰病起于外感六淫疫毒，邪热炽盛，湿毒、瘀滞阻遏三焦，其变化多端，发展迅速，也符合风性善行易变的特点。

外风伤肾多见于急性肾炎和慢性肾炎、肾衰合并感染及结缔组织疾病导致的肾损害等情况。外风伤肾，终致肺、脾、肾三脏受损，水液代谢失调。而肺脾肾俱虚，卫外失固，更易复感风邪，而致病情反复，迁延难愈。

（2）内风扰肾：内风多因肝、脾、肾三脏功能失调，以致水湿泛滥，根据其所处脏腑，而分为肝风、脾风、肾风。脾风、肾风根据其症状大多归属于慢性肾炎、肾衰早中期病情相对稳定的阶段。而在急、慢性肾衰终末期因水、电解质、酸碱平衡严重紊乱及毒性物质潴留而导致全身浮肿，眩晕头痛，血压升高，甚至神志模糊，躁动不安，抽搐惊厥，则属肝风内动。肝风之证是预示病情危重的主要征象。

2. 外感风邪治宜祛风，肝风内动治宜息风

外风所致者称为外感肾风，以邪实表现为主，亦称实证肾风，起病大多迅速。其症状特征为病起时眼睑如卧蚕状，尿少，腰痛，眩晕，继则颜面、四肢出现浮肿，或伴胸腹水。根据风邪兼夹邪实的不同而有风寒、风热、风湿、风毒之别。而内风大多病程长，其症状表现以正虚及脏腑功能失调为主，由脾肾亏虚，或阴虚阳亢，肝风内动所致。

此外，江苏省中医院曾报道应用虫类搜风通络药物治疗肾病的经验，蝉蜕能抗组胺、抗过敏、消除蛋白尿，与僵蚕配伍，适用于急性和慢性肾小球肾炎兼有急性或慢性扁桃体炎、咽炎的患者。地龙能降压、抗组胺，乌梢蛇能增强网状内皮系统的吞噬能力，地龙、乌梢蛇对久治罔效的蛋白尿有效。全蝎、蜈蚣搜风定惊，活血通络，可用于慢性肾小球肾炎血瘀证，或难治性肾病。

风邪是肾病的常见病理因素，在疾病的初、中期以外风为主，后期以内风为主，所以从风论治是常用的治疗方法。而现代医学也证实一些祛风药物具有抗炎、消除尿蛋白的作用。

二、从湿热论治

随着对肾脏病中湿热证研究的日趋深入，大量临床研究资料表明，外感六淫疫毒，邪热壅滞，损伤肾络及膀胱湿热，气化失司是肾脏疾病常见的病因病理因素。在肾病的某一阶段甚至整个病程中，以湿热为主要表现的情况经常存在，特别是合并肺部感染、肠道感染、尿路感染等病证，在辨证基础上加用清利湿热药，可取得较好的疗效；而清利药大多具有抗炎、调节免疫等作用。抓住湿热病机在肾病中的作用及清利法的应用对肾病的辨治具有重要意义。

（一）湿热的性质及特点

湿热病邪具有湿与热的双重性质。湿邪重浊、黏滞，常阻遏气机。湿邪致病，有在上在下、在表在里部位之分。如湿在上则头痛困重，胸闷纳差；湿在下，则双足浮肿，淋浊带下；湿在表，则寒热自汗，身体困倦，或关节肿痛，或肢体浮肿；湿在里，则见脘腹胀满，或大便溏泄等。此外，湿属水类，其性趋下，故湿病每先起于下部，如下肢浮肿等。湿为阴邪，热为阳邪，湿与热的偏重与人体体质及胃中阳气等因素密切相关。

湿热证的特点：①季节性强：夏、秋季节气候炎热，雨量较多，天暑下逼，地湿上蒸，湿与热合，易于为患，导致病情发作或反复。②发病缓慢，病程较长：湿热胶结难解，起病缓慢。而湿遏热伏，郁遏阳气，易致病情迁延，缠绵不愈。③以脾胃病变为中心，波及全身：湿热阻遏，易影响脾胃的运化功能。脾胃运化失常，常可出现脘痞、胸闷、呕恶、少食、便溏等中焦症状。如湿热弥漫，则上下、表里同时受邪。

（二）湿热的病因病机

湿热病证的病因不外乎外因和内因两个方面，"内外合邪"是湿热病证最重要的发病特点。

1. 外因

（1）湿热毒邪：毒邪侵犯人体，使三焦气机阻滞，影响津液的正常运行输布，日久致血行不畅，气滞血瘀。湿热毒邪的形成与气候也有密切关系。夏秋之交，尤其在长夏季节，雨湿较重，湿热病邪易于产生。但在其他季节如遇阴雨连绵加之气温偏高，也可形成湿热病邪而致病。除与气候因素密切相关外，地理环境、饮食习惯亦有很大影响，如岭南地区毗邻大海，地处亚热带，多见湿热证。从其形成来看，湿热证因单纯外感引起的少，内外合邪所致者多，薛生白所说："太阴内伤，湿饮停聚，客邪再至，内外相引，故病湿热，此皆先有内伤，再感客邪。"从临床来看，患者表现为咽喉肿痛乃风邪热毒壅阻于肺，而皮肤疮疡乃湿热疮毒蕴结于脾。多数患者原本即存在脾虚不运的现象，再因湿热毒邪侵犯人体而成湿热。

（2）风邪致病：风邪常夹寒、热、湿等邪入侵人体。风寒束表，或风热上受，肺气失宣，肺卫失和，水道失于通调；风邪夹湿，困遏脾阳，导致脾失健运，不能升清降浊，以致水液泛溢，而成水肿、蛋白尿等症。

（3）药源性湿热损伤：药源性因素也是导致湿热证的重要原因。如长期大量应用类固醇药物，肾病未愈而继发医源性皮质醇过多症或继发感染，出现面红体肿，头胀头痛，心悸失眠，心烦多汗，怕热，或咽部干痛，流脓涕，痤疮感染，大便秘结，小便短赤，舌尖红，苔薄白腻或黄腻，脉濡数等，这是典型的湿热证表现。有人把类固醇药物类比为中药纯阳之品，并认为上述湿热证的表现是用药后耗津损液的结果。此外，如过用辛温散寒、滋腻补益之品均可助热生湿，而成药源性湿热证。病程中因过用抗菌药物，而出现的霉菌感染，也多表现为湿热之象。

2. 内因

（1）禀赋阳盛：就体质禀赋与阳气盛衰而言，体质为阳气素旺者，病多从热化而成湿热；阳气素虚者，病多从湿化、寒化，而成寒湿，即章虚谷所谓"外邪伤人，必随人身之气而变"。

（2）中焦虚实：患者病前中气实而不夹内伤者，则病多从热化，中气虚则病多从湿化，说明素体中气虚实决定湿热证的表现与转化。而饮食不慎，过食肥甘厚味，损伤脾胃，运化失司，湿邪停聚，郁久化热，也可成湿热之证。

水湿停聚，瘀久化为湿热，而湿热毒邪还可壅滞三焦，使人体脏腑功能进一步失调。若湿热壅滞上焦，上焦不利，肺卫失宣，则易外感；若湿热壅滞中焦，中焦不利，脾失健运，故神疲乏力，纳呆食少；若湿热壅滞下焦，下焦不利，气化失司则肢体浮肿，腰膝酸软，肾失封藏，精气下泄而成蛋白尿；湿热下注膀胱则尿少而黄；湿热困着肾府而腰痛，伤及血络而见血尿。

（三）湿热证的常见表现

湿热伤肾是肾衰竭的一个基本环节，其临床表现复杂，涉及多个脏腑。湿热证辨证参考标准如下。

1. 中医辨证

上焦湿热：①常见咽痛、乳蛾肿大或因上感诱发病情加重；②皮肤疖肿、疮疡等，或因皮肤感染诱发病情加重。

中焦湿热：①口苦、口臭、口黏；②恶心、呕吐；③胸腹痞闷、腹胀纳呆；④大便溏垢，黏滞不爽或大便干结或闭。

下焦湿热：①腰膝酸痛、热痛、叩击痛；②尿黄赤、浑浊、泡沫多，血尿，小便灼痛不利，或因尿路感染使病情加重。

此外，三焦湿热均可见到：①面目及肢体浮肿；②舌苔黄腻，或舌根黄腻；③脉濡数或滑数。

2. 现代医学指标

（1）生化及免疫学检测：致炎性物质及致病物质，如免疫复合物、炎性细胞因子、唾液酸、NAG

酶、尿素氮、肌酐、尿酸、血脂等。

（2）尿检异常：蛋白尿、细胞尿、管型尿能间接反映肾脏组织局部湿热蕴结的情况。

（3）感染因素：咽炎、扁桃体炎、鼻炎、龋齿、胃炎、肠炎、肝炎、皮肤感染等。

（四）湿热证的中医治疗

1. 湿热证的辨治原则

因湿热内蕴是其基本病机，故治疗时应注重清热利湿。起病急，病程短者，常见邪热炽盛，湿热内蕴，治以祛邪为急。但久病者湿热证可见于正虚诸证（气虚、气阴两虚、肝肾阴虚、脾肾阳虚及阴阳两虚）之中，故治疗时仍须兼顾虚实，抑实扶虚。在病情缓解，湿热证趋于好转时，清热解毒利湿治疗应逐渐减少，扶正则应逐步加强，但还须注意余邪未尽，以防复发。

2. 清利药的常用功效

清利药多属味苦、性寒凉之品。苦能燥湿，寒凉清热，故有清热利湿作用。合理应用清利药可消除及缓解湿热之邪，抑制肾脏免疫炎症反应，减少蛋白尿，促进肾脏受损组织的修复。根据清利药兼有功效的不同，将常用清利药分为以下 6 类。

（1）清热利水：泽泻、车前草（子）、桑白皮等。

（2）清利解毒：蒲公英、白花蛇舌草、土茯苓、鱼腥草、鸭跖草、半边莲、龙葵、爵床、萹草、凤尾草、河白草、蛇莓、重楼等。

（3）清利凉血：白茅根、石韦、荠菜花、荔枝草等。

（4）清利活血：马鞭草、益母草等。

（5）清利通淋：金钱草、海金沙、瞿麦、扁蓄、冬葵子等。

（6）清利祛风：地肤子、青风藤、雷公藤等。

3. 清利药的主治

清利药应用时应结合脏腑归经与湿热证的不同临床表现及兼夹证而分别选择不同作用的清利药。

（1）兼清肺利咽：常用鱼腥草、桑白皮、重楼、蛇莓。患者兼肺部感染，痰热蕴肺、肺失宣肃，咽喉不利者可选用，并可配用金银花、连翘、黄芩、芦根等清热解毒，清肺利咽。

（2）兼利尿通淋：常用石韦、金钱草、海金沙、瞿麦、扁蓄、冬葵子、荔枝草、白花蛇舌草、蒲公英、鸭跖草、淡竹叶、车前草。患者伴有尿路感染，或伴有尿路结石时，湿热蕴结下焦，膀胱气化不利，可酌情选择。

（3）兼清肠化湿：常用凤尾草、河白草、车前草、爵床、荠菜花。对饮食不节（洁），肠府湿热，运化转输失司，伴泄泻表现者可选择使用，以清利肠道湿热。

（4）兼清利肝胆：常用垂盆草、马鞭草、金钱草。患者合并胆道感染或肝炎，或乙肝相关性肾炎者，则应当注意清利肝胆湿热，并可配合茵陈、黄芩等药增其清利之功。

（5）兼解毒消痈：常用蒲公英、重楼、半边莲、土茯苓、河白草、地肤子、龙葵、萹草。严重感染或蛇毒、蜂毒等因素导致的急性肾衰竭少尿期邪热炽盛，湿热内蕴及慢性肾病伴见皮肤痤疮或疮疖肿痛，则应注意清利之中配合解毒消痈。

（6）兼治血尿：常用白茅根、槐花、小蓟。对伴有肉眼血尿或镜下血尿患者可使用。

（7）兼祛风通络：常用青风藤、雷公藤。现代药理研究认为该类药物常有抗炎、消除蛋白尿及血尿、抑制肾脏免疫反应的作用，对大量蛋白尿患者可酌情选择。

（8）兼调经止血：常用益母草、荠菜花。可兼治妇女经水不调，月经过多或崩漏。而现代药理研究发现益母草有抑制免疫反应，提高肾脏血流量及增加肾小管排泄的作用。

此外，由于湿热证常兼夹水湿、瘀血，故在使用清热利湿药的同时，应配合应用运脾化湿、淡渗利湿、祛风化湿、芳香化湿、行气化湿及活血化瘀等中药，以提高疗效。但因清利药大多苦寒，应在中医辨证明确湿热证基础上应用，并且不宜过用、久用，以免伐伤中焦阳气。

三、从瘀血论治

近几十年来，中医在血瘀证研究方面取得了突破性进展，在继承前人血瘀理论的基础上，利用现代科学技术，从微观辨证角度揭示了血瘀证的现代病理基础，如血液循环及微循环障碍、血栓形成、代谢失调、免疫调节紊乱、体液调节功能及内分泌功能失调、血液流变学异常等。而对活血化瘀药物的充分认识，揭示了瘀血证的内在机制。由此，可认为瘀血乃是在各种致病因素作用下，血行失常，机体组织或器官无足够血液灌注，而导致组织和器官的代谢紊乱和功能活动障碍。

（一）肾病瘀血的形成

血瘀的形成有虚有实。一般来说，因虚致瘀常是血瘀证形成的始因或启动因素，实邪则是加重血瘀的继发因素。然而，不论是诱发或是继发，一旦导致血瘀发生，常是虚实相兼，相互致瘀；另外，血瘀之变既影响气血阴阳等正气的化生，又加重水湿、湿热、湿浊等邪实。肾病瘀血形成主要分为因虚致瘀及因实致瘀两个方面。

1. 因虚致瘀

慢性肾病其病机多为本虚标实。本虚主要责之于肺、脾、肾脏的功能虚损，脾为气血生化之源，肾藏元阴元阳，故尤以脾、肾两脏的虚损最为关键。脾肾虚损，主要分为脾肾气虚、脾肾气阴两虚、脾肾阳虚。

（1）气虚致瘀：气血是人体生命活动的动力和源泉，是脏腑功能活动的物质基础，同样也是脏腑功能活动的产物。肾通过所藏元气影响其他脏腑，从而作用于气血。《医林改错》曰："元气既虚，必不能达于血管，血管无气必停留而为瘀。"慢性肾病大多迁延难愈，而中医"久病及肾""久病多瘀""久病多虚"恰恰是对其病理状态的最好概括。肾气亏虚，而气为血帅，气行则血行，气虚则血滞，正如《读医随笔·虚实补泻论》说："叶天士谓久病必治络，其所谓病久气血推行不利，血络之中，必有瘀凝，故致病气缠延不去，疏其血络而病可尽也。"又说："气虚不足以推血，则血必有瘀。"气虚致瘀是慢性肾病瘀血证的主要原因。

（2）阳虚寒瘀：肾阳为一身阳气之根，气血的运行赖肾阳的温煦和推动。肾病脾肾阳虚者，可因寒从内生，寒凝血脉则涩滞不畅而成血瘀。故患者除见瘀血症状外，可伴有虚寒征象。

（3）阴虚热瘀：阴血互存，相互资生，若阴亏水乏，相火偏亢，煎熬阴液，则血液浓聚，阻而成瘀。由阴虚而致热瘀在糖尿病肾病中较为常见。

2. 因实致瘀

实邪致瘀大多与湿密切相关，可见水湿血瘀、湿热血瘀、湿浊血瘀。

（1）水湿血瘀：肺、脾、肾三脏功能失调，则致水湿内蕴，泛溢肌肤而成水肿，而水湿、瘀血常不可分割，相互为患。在中医学理论中水湿与血瘀都属于脏腑功能失调的病理产物，这一观点与西医学理论的认识相同。水湿和血瘀，两者既是病理产物，又是致病因素。不仅如此，水湿和血瘀又常相互影响，形成恶性循环。血瘀加重了水肿，水肿阻碍了血行，导致病情持续发展。

（2）湿热血瘀：湿热毒邪壅滞三焦，导致脏腑功能失调，而成血瘀。水湿为肾病的常见致病因素，但湿性黏滞、重着，最易阻遏气机，妨碍血行，而成血瘀。若热性炎上，伤阴损络，迫血外溢，此即古人所谓"离经之血为血瘀"。而湿热相合，更易导致气滞而血瘀。

（3）湿浊血瘀：湿浊也称水毒，多因水湿久蕴，排泄不畅，蓄而成毒。由于其影响气机之升降，使清者失升，浊者失降，自然可以影响血液的正常运行。现代研究进展发现临床上所谓的湿浊之证，与肾衰竭时血液中的代谢产物如肌酐、尿素氮及中分子物质的蓄积程度有关。实验证明，血液中这些中小分子物质的增多，与其血浆黏度呈正相关，这就为湿浊之邪导致血瘀提供了客观指标和理论依据，符合古人所谓"污秽之血为血瘀"的理论。

（二）瘀血证的常见表现

1. 中医辨证标准

（1）面色黧黑或晦暗。

（2）腰痛固定或呈刺痛。

（3）肌肤甲错或肢体麻木。

（4）舌质紫暗或有瘀点、瘀斑。

（5）脉象细涩。

2. 现代医学指标

（1）血液流变学检测：血液黏稠度升高，是形成高凝状态的基础。

（2）纤维蛋白降解产物测定：在高凝状态时，可继发纤溶亢进，导致血、尿纤维蛋白（原）降解产物（FDP）阳性。

（3）尿液异常：蛋白尿、管型尿、血尿情况通常与瘀血程度成正比。

（4）生化等检测：血脂、血肌酐、尿素氮、血小板聚集性增高。

（5）肾血流测定：肾血流图测定，常可见肾血流量减少。

（6）B超：双肾皮质光点增强，肾脏缩小。

（三）瘀血证的中医治疗

1. 瘀血证的辨治原则

活血化瘀是瘀血证的根本治则。临证时根据其标本虚实，而采用扶正祛瘀及活血祛邪等治法。通常身体壮实者以祛邪为主，并常因合并热毒，而采用清利化瘀、通下逐瘀等方法；对病久体虚者，应结合扶正，特别是补气之法，使气旺血行，瘀血自除。

2. 活血化瘀类药物的作用及分类

凡以疏通血脉，祛瘀通滞而令血流畅达为主要功能的药物称为活血化瘀药。具有和血、活血、散血、行血、破血、逐瘀血、去恶血等作用。

活血化瘀类药物可根据其作用的强弱分为3类。

（1）和血类：常用药有当归、丹皮、丹参、生地、赤芍、鸡血藤。

（2）活血类：常用药有川芎、红花、蒲黄、三七、郁金、大黄、姜黄、刘寄奴、五灵脂、益母草、泽兰、牛膝、延胡索、鬼箭羽、乳香、没药、王不留行、苏木、穿山甲、紫葳。

（3）破血类：常用药有水蛭、虻虫、莪术、血竭、桃仁、三棱、干漆、土鳖虫。

3．常用活血祛瘀治疗方法

（1）扶正祛瘀类

益气活血法：主要用于气虚血瘀证，方用补阳还五汤加减。

温阳活血法：主要用于阳虚血瘀证，方用当归四逆汤加味。

养阴活血法：主要用于阴虚血瘀证，常见于伴高血压或使用皮质激素治疗后的患者。方用知柏地黄丸加活血化瘀药丹参、益母草、赤芍、牛膝等。

（2）活血祛邪类

活血利水法：主要用于水瘀互结，水肿持续难消者。方用当归芍药散合五苓散加减。

行气活血法：主要用于气滞血瘀证，可见于肾病综合征使用皮质激素治疗后的患者。方用越鞠丸加减。瘀血较甚者，可采用血府逐瘀汤加减。

清热活血法：主要用于热盛血瘀证，方用大黄䗪虫丸或丹栀逍遥散加减。

通下逐瘀法：主要用于瘀血证伴结热便秘，方用桃核承气汤加减。

活血止血法：主要用于血尿伴瘀血者，常用参三七、蒲黄、丹皮等药。

搜风通络法：主要用于顽固性蛋白尿患者，常使用僵蚕、蝉蜕、全蝎、蜈蚣、地龙、乌梢蛇等药。

此外，丹参注射液、川芎嗪注射液、脉络宁注射液等是用于血瘀之证的静脉制剂。

四、从肺论治

《血证论·肿胀》称"肺为水之上源"，肺又为人体之华盖，主一身之表，外合皮毛，通过口、鼻、咽喉诸窍与外界相通。六淫等外邪侵袭人体，首先犯肺，肺卫失宣，肺窍不利，出现口鼻咽喉部位的症状；风寒外束，或风热上受，均可使肺气闭塞，通降失调，水液不能敷布，遂不能下输膀胱，泛溢肌肤，而发为水肿。外邪入里化热，变生痰湿，肺失宣肃，可出现咳嗽、咳痰、气喘等肺经症状，甚则损伤肺气肺阴。水肿日久，必损伤脾肾，致正虚邪实，病情迁延。《黄帝内经·灵枢·经脉》中指出："足少阴之脉其直者从肾上贯于肝膈，入肺中，循喉咙，挟舌本。"咽喉不仅为肺之门户，也是外邪循经伤肾之门户。外邪循经至肾，又可发为"风水""肾风"，出现水肿、蛋白尿、血尿等。这与慢性肾炎急性发作相类似。《诸病源候论》说："风邪入于少阴则尿血。"临床常见肾病患者因咽部炎症发作而诱发或加重血尿的病例。脾肾气虚者，肺虚卫外不固，易反复外感，邪犯肺卫，搏结咽喉，下扰及肾，肺失宣肃，通调失司，导致肾病病情反复，迁延不愈。中医认为肺肾相关，从肺论治，可阻断或缓解疾病发展。从肺论治常用方法如下。

（1）疏风宣肺法：适用于肾病伴外感而出现肺卫症状者，如恶寒发热，头痛鼻塞，咳嗽，浮肿，脉浮等。风寒表证，治以三拗汤加减；风热表证，治以桑菊饮加减；胸腔积液明显者可用三子养亲汤加减。

（2）清热利咽法：适用于肾病外感后风湿热毒搏结咽喉者，症见咽喉红肿疼痛，口干，或鼻塞流黄脓涕，发热，舌边尖红，苔黄或黄腻，脉濡数或滑数。治以玄麦甘桔汤合银翘散加减。

（3）清肺解毒法：适用于肾病因邪热炽盛，肺气壅滞所致的肺经热盛证，可见咳嗽，气喘，咳黄痰，或痰黏不易咳，或发热，便秘，尿赤，舌质红，苔黄腻，脉滑数。治以桑白皮汤加减。

（4）降肺理气法：适用于水湿泛滥，肺气不利者。主要症状为浮肿，胸闷咳嗽，气急心悸，不能平卧，苔白，脉弦等，并可伴见胸腔积液。治以葶苈大枣泻肺汤、三子养亲汤加减。

（5）补气固表法：适用于肺气虚弱，卫外不固而易患感冒者。主症有气短乏力，汗多恶风，脉细，苔薄白。患者可因反复外感，而致病情加重。治以玉屏风散加味。

（6）养肺滋肾法：适用于肺肾阴虚者。主症有干咳少痰，低热，咽干，口干欲饮，咽炎及扁桃体红肿疼痛，腰酸倦怠，舌红少苔，脉细等。治以麦味地黄汤加减。

（7）补气行水法：适用于气虚水肿者。症状可有气短，面肢浮肿不易消退，大便溏薄，脉细，苔薄白，易感冒而导致水肿反复消长。治以防己黄芪汤加减。黄芪剂量可用到 30～60g。

五、从脾论治

肾脏病虽病本在肾，但脾胃与肾密切相关，其病理产物"湿"在疾病的发生、发展、预后中起着举足轻重的作用。脾气健旺，则水运不停，血行脉内。脾虚运化失常，水液停聚体内，则发为水肿。《黄帝内经·素问·至真要大论》云："诸湿肿满，皆属于脾。"《景岳全书》云："脾虚则土不制水而反克。"肾与脾，先后天相互资生。《傅青主女科·妊娠》中说："脾为后天，肾为先天。脾非先天之气不能化，肾非后天之气不能生。"脾主运化之功须赖肾阳的温煦蒸化，而肾主水司开阖的气化作用需赖脾气的协助，即"土能制水"。脾肾二脏在生理上相互协同，病理上也相互影响。脾虚失运，水湿内停，日久可致肾虚水泛；肾虚气化失司，也可影响脾的运化功能，导致脾肾两虚，水湿内停之证。故《丹溪心法》云："夫所以得其命者，水与谷而已。水则肾主之，谷则脾主之，惟肾虚不能行水，脾虚不能制水，肾与脾合气，胃为水谷之海，又因虚不能传化焉，故肾水泛滥反得以浸渍脾土，于是三焦停滞，经络壅塞，水渗于皮肤，注于肌肉而发水肿矣。"《黄帝内经·素问·水热穴论》说："肾者，胃之关也，关门不利，故聚水而从其类也。"如湿聚成水，泛溢肌肤，而成水肿；停于胸腹，皮里膜外，而成胸腔积液、腹水；湿蕴成浊，升降失司，浊阴不降，则见少尿、恶心、呕吐，肾功能减退的"关格""肾劳"之疾。

脾胃的强弱决定了疾病的发生、发展及预后，况且药物的作用也依赖于脾胃的敷布与转输。此外，益气滋肾养阴之品大多滋腻助湿，脾胃之气不旺，则虚不受补，徒增其害。所以通过调理脾胃，可使"胃气壮，五脏六腑皆壮也"。在遣方用药时，健脾益气化湿为常用之法，因脾胃健运，可绝其生湿之源。在水湿、湿浊证时应以淡渗利湿为主，不可过用攻逐利水或苦寒清利，防伤脾胃之气。在慢性肾衰阶段，由于脾胃健运失职，升降失调，胃气上逆更为常见，辨证中运用调理脾胃方法常可取得较好疗效。此外，对肾衰湿浊证使用大黄时，主张以制者为宜，因大黄大量或久用，则易苦寒败胃，损伤脾胃之气。从脾胃论治肾病常用下列治法。

（1）健脾益气法：多用于慢性肾病病情稳定阶段及慢性肾衰代偿期或其他阶段。阴阳虚损但仍处于低水平平衡，无明显外感、湿浊与血瘀者，益气健脾可绝其化生水湿、湿浊之源。此外，本法可配合益肾之品增其本；配合养血之品补其血；配合化湿渗利之品祛其邪。常用方有六君子汤、香砂六君子汤、健脾丸等。

（2）健脾渗湿法：慢性肾病伴有水肿者，不宜过用攻逐之法，以防其更耗正气，宜选淡渗利湿缓消其水，健脾和中绝其根源。常以参苓白术散、五苓散加减。

（3）辛开苦降法：中焦湿热及湿浊内蕴是慢性肾病的常见兼夹证。湿浊或湿热内蕴，胶结难化，壅滞中焦，升降失调，则出现胸闷恶恢，脘腹痞胀，干呕或呕吐，不欲饮食，口淡无味，苔白而腻等症，辛开苦降则可和胃降逆，开结除痞。常以半夏泻心汤及黄连温胆汤化裁。

（4）芳香化浊法：肾病患者因外感或饮食不洁（节）诱发，或在梅雨季节，水气上蒸，浊气充斥，而出现湿浊的临床症状，可使用芳香化浊法。芳香之品可化湿醒脾，和中降逆。常用方为平胃散、藿香正气散。

（5）清胃和中法：本法常用于慢性肾病脾胃升降失常，湿浊不能下泄，久蕴化热者，可见呕吐吞酸，口干口苦，嘈杂嗳气，舌苔黄腻等症。常用方为左金丸加味。

（6）温中降逆法：基于患者的体质、原发病及病程长短的差异，有从热化而伤阴，有从寒化而损阳。温中降逆法用于脾阳虚弱，浊气上逆者。可以吴茱萸汤、小半夏汤、温脾汤加减。关于温法争议较多，只要掌握畏寒怕冷，脉沉，舌淡等阳虚症状，对合并高血压、感染及伴有血尿、衄血及其他出血倾向者免用或慎用，温阳之品短期应用或配合其他养阴之品仍可取效。

（7）通腑和中法：通腑降逆，泄浊和中法适用于肾衰湿浊壅盛，腑气不畅，升降失常者，常以温脾汤及小承气汤加减化裁。药用制大黄 6～10g，厚朴 10g，枳实 10g，陈皮 10g，半夏 10g，竹茹 10g，茯苓 15g，生薏苡仁 15g，六月雪 15g。近年来对大黄的研究较多，认为其对肾衰的治疗并非单纯通便，并有影响机体氮质代谢，缓解残余肾"高代谢"状态，延缓残余肾组织病变进程，调节尿毒症患者脂质代谢紊乱等多种作用。本法在使用时以保持大便通畅，日行 2～3 次，但不泻下稀水为度。如过量，则伐伤脾胃正气，甚则可致胃气衰败，阴竭阳亡，电解质及酸碱平衡严重失调。

六、从肝论治

肾脏病虽病位主要在肾，但肝肾之间有着密切的相互联系，肝肾疾患既可同时并存，也可由此及彼，由彼及此，终至肝肾同病。尿毒症可出现肝脏损害，乙肝相关性肾病及肝硬化肾损害则是从肝及肾，而肾病综合征使用激素、免疫抑制剂、雷公藤制剂等治肾药物出现的肝功能损害也较为常见。患者可出现食欲减退、恶心、呕吐，谷丙转氨酶升高，甚至可出现黄疸。

肝藏血，肾藏精，肝与肾精血相生，均化源于脾胃运化之水谷，故肝肾同源；肝阴与肾水相互滋养，肝肾同寄相火。肾精亏损，可致肝血不足；肾阴不足，水不涵木，木失所养；肝肾阴虚，易致肝阳上亢。肝虚之证主要为阴血亏虚，肝经失养。而肝主疏泄，能调节全身气机，推动血液和津液运行，如肝失疏泄，气机不利，可导致津液输布代谢障碍，而发为水肿，故治肝有助于消肿，治肝有助于治肾。肝实之证主要为肝气郁滞及肝经热盛。从肝论治的常用方法如下。

（1）和解少阳法：在《伤寒论》中即记载对少阳枢机不利、三焦决渎失常而致水气内停者，可采用和解少阳法，方用小柴胡汤化裁，即仲景所谓："若心下悸，小便不利者，去黄芩，加茯苓四两。"近年来，崇仲景之意而采用柴苓汤治疗慢性肾炎、肾病综合征即由和解少阳法演化而来，可疏肝健脾，利水化湿。柴苓汤经现代药理研究具有降低蛋白尿，减轻皮质激素副作用的效果。

（2）疏肝和胃法：在《伤寒论》中，仲景即对肝胃气滞而致水气不利者，采用疏肝和胃法治疗，以四逆散加茯苓，即仲景所谓："小便不利者，加茯苓五分。"临床上可用于治疗肾病肝胃气滞或伴水气内停者。

（3）泻肝利水法：主要用于肝经湿热证，常见于合并高血压及使用皮质激素治疗的患者。一般可见头痛眩晕，面红目赤，耳鸣，口苦咽干，烦躁易怒，舌红，苔黄，脉弦数。以龙胆泻肝汤加减。

（4）疏滞泄浊法：适用于运用激素后尿蛋白不消或出现明显副作用者。著名中医肾病专家邹云翔教授开创此治疗方法，并将使用激素后出现的气滞血瘀，痰湿阻于脏腑经络，升降失常的证候群定名为"激素性气血痰湿郁滞证"。常见症状：满月脸，水牛背，全身浮肿，疲倦乏力，面部痤疮，恶心欲吐，口苦口黏，面部升火，心烦失眠，腹胀纳少，大便干结或不爽，小便黄赤，舌苔白腻或黄腻，脉细弦或弦滑。治以疏肝理气，化湿和络。方用《丹溪心法》越鞠丸加减。常用药物如苍术 10g，薏苡仁 15g，香附 10g，郁金 10g，半夏 10g，陈皮 10g，川芎 10g，茯苓 15g 等。如邪热炽盛加炒山栀、白花蛇舌草、半枝莲；如面部或背部痤疮明显，加紫花地丁、蒲公英。

（5）清利保肝法：清利湿热，解毒保肝之法主要应用于肾病伴肝脏功能异常，或因使用激素、免疫抑制剂、雷公藤而出现的肝损害患者。患者可无任何临床表现，或可见食少、恶心，谷丙转氨酶升高。治疗时应在辨证基础上结合清利保肝方法，药用垂盆草 15g，马鞭草 15g，鸡骨草 15g，田基黄 15g，茵陈 10g，贯众 15g，虎杖 15g，半枝莲 15g，并可酌加当归、丹皮、丹参、赤芍等养肝活血，提高疗效。

（6）疏肝活血法：本法主要应用于肾病日久，肝郁气滞，血瘀络脉证。主要表现为腰痛固定或刺痛，胁肋胀痛，面色晦滞，舌质紫暗，或有瘀斑，脉弦或涩。常用血府逐瘀汤加减。

（7）平肝息风法：主要应用于肾病肝风内动证。一般可见头晕目眩，耳鸣头痛，躁动不安，抽搐，甚则昏迷惊厥，血压较高。方用天麻钩藤饮加减。

（8）养肝益肾法：养肝益肾法主要用于肝肾阴虚证。主要症状有头昏头痛，耳鸣眼花，目睛干涩或视物模糊，咽燥口干，手足心热或面赤升火，心烦易怒，血压升高，舌红少苔，脉弦或弦细。治以杞菊地黄丸加减。

七、从经方论治

所谓经方，一般是指经典医籍中所载方剂，其特点是组方严谨，配伍精当，用药精练，化裁灵活，疗效确切。东汉张仲景的《伤寒杂病论》，创立了中医辨证论治理论体系。于是尊仲景为"医圣"，奉仲景之书为经典，书中所载之方即为经方。水肿、小便不利等症是常见的肾脏病表现，对其证治可以追溯至《黄帝内经》。《黄帝内经》已提出了水肿的病因和治疗原则。而张仲景的《伤寒杂病论》继承了《黄帝内经》的理论，并创制了具体的治法与方药。

（一）《伤寒论》治水诸法

《伤寒论》112 方中，能用于治疗肾炎、肾病综合征水气、小便不利的方剂有 20 余首，这些方剂分布于"六经"各篇及"瘥后劳复病篇"中。就病变机制而言，有用于阳虚气化不利，水液内停的苓桂剂（苓桂术甘汤、苓桂甘枣汤、茯苓甘草汤、五苓散等）和术附剂（真武汤、附子汤等）；有用于疏泄失常，气化不利，水道失调的柴胡剂（小柴胡汤、柴胡桂枝干姜汤、四逆散等）；有用于阴虚水停的猪苓汤。就病程长短而言，有用于疾病初期兼有表证的麻黄附子细辛汤、麻黄附子甘草汤、麻黄连翘赤小豆汤等，有用于疾病后期肾阳虚衰，湿热壅滞，水毒潴留的附子泻心汤、牡蛎泽泻散。就六经脏腑病变而言，有宣肺发表利水的麻黄类、桂枝类方剂，有温运脾阳的理中类方剂及温肾制水的四逆类方剂。涉及多种证候，并且还有在此基础上加减化裁的大量方剂，可广泛用于肾炎、肾病综合征的治疗。常见有下列几类。

1. 宣肺利水法

（1）宣肺解表法：治风寒束肺，肺失通调，水气不利者，方用麻黄汤发汗解表，宣肺平喘，利水消肿。

（2）温阳解表法：治肾阳虚衰，外感风寒，面身浮肿，小便不利者，方用麻黄附子细辛汤或麻黄附子甘草汤温经助阳，解表散寒，宣肺利水。

（3）解表清利法：治肺失通调，湿热壅滞，发为水肿者，方用麻黄连翘赤小豆汤解表宣肺，清利湿热，利水消肿。

2. 温阳利水法

（1）温通心阳法：治心阳虚而水气不利者，方用茯苓桂枝甘草大枣汤以温通心阳，化气利水。

（2）温阳健脾法：治脾阳虚之水气证，方用茯苓桂枝白术甘草汤温阳健脾，利水降逆。

（3）温肾利水法：治肾阳虚而水气不利者，方用真武汤以温肾阳，利水气。

（4）温胃散水法：治胃阳虚而水停者，方用茯苓甘草汤温胃化饮，通阳利水。

（5）利水通阳法：治水气内停而阳郁者，方用桂枝去桂加茯苓白术汤健脾利水以通阳，所谓"通阳不在温，而在利小便"由此而出。

3. 育阴利水法

用于阴虚有热而兼水气不利者，方用猪苓汤以育阴清热利水。

4. 化气利水法

用于膀胱气化不利而水气内停者，方用五苓散化气利水。

5. 调畅气机法

（1）和解少阳法：治疗少阳枢机不利，三焦决渎失常而水气内停者，方用小柴胡汤化裁。

（2）疏肝和胃法：用于治疗肝胃气滞而致水气不利者，方用四逆散加茯苓。

（3）和胃降逆法：用于中虚热结而兼水气不利者，方用生姜泻心汤补中泄热，和胃散结，辛开苦泄兼以散水。

6. 散结逐水法

（1）软坚散结，清热逐水法：用于湿热壅滞而水气不利致腰以下肿者，方用牡蛎泽泻散，散结逐水。另外，大陷胸汤（丸）亦属此法，只是用于水热结于胸腹而成结胸者。

（2）温下逐水法：用于寒水相结之结胸证，方用三物白散以温阳祛寒，散结逐水。

（3）攻逐水饮法：用于水饮停蓄于胸胁者，如《金匮要略》之所谓悬饮者，方用十枣汤以破结逐水。

（4）化饮利水（解表化饮）法：用于风寒表实证而兼有寒饮内停者，方用小青龙汤以温阳化饮，若久有郁热者，则可予小青龙汤加石膏，即《金匮要略》中小青龙加石膏汤。

（二）《金匮要略》治水诸法

（1）四水治法：风水、皮水为病近于表，身肿明显，但前者多与肺有关，后者与脾有关；正水、石水皆为病在于里，以腹满为主症，但前者与肺肾有关，后者与肝脾肾有关。在治则上指出"诸有水者，腰以下肿，当利小便；腰以上肿，当发汗乃愈"。

在具体治法上则侧重于解表结合利水，用于风水、皮水的越婢汤、越婢加术汤、防己黄芪汤、防己茯苓汤等方效用确实。至于正水、石水等里证，虽未出方剂，但提出"可下之"的治疗原则。

至于五脏水，是五脏受水气侵凌后的病理反应，相当于痰饮的五脏证候，治其水则脏气功能自复，其症自除，故未出方剂。

此外，篇中所述与水气有关的气分、黄汗等证，所用的桂枝去芍加麻辛附子汤、桂枝加黄芪汤及"病者苦水"一条所述水寒"结在关元"、日久"阳损阴盛"等病机来看，《金匮要略》治水气，必另有温阳补气等法，可能存在脱简。

（2）饮由水停：由于痰饮与水气同源异流，所以说"水气与痰饮，实是同出异名"，痰饮是水停局部，水肿是水溢全身，而且其中也有转化关系，当痰饮病发展到某一阶段时，也可并发水肿，如"痰饮病篇"的溢饮证。仲景"病痰饮者，当以温药和之"的治疗原则，对于水气病中的阳衰证，也同样具有指导意义。所以后人常用的有《金匮要略》痰饮、"咳嗽上气"等篇所用温阳化饮剂，如苓桂术甘汤；攻下逐饮剂，如十枣汤、己椒苈黄汤；泻肺逐饮剂，如十枣汤、葶苈大枣泻肺汤等方剂。

（3）水分病与血分病：气化不行，可以导致病水，但血行不畅，阻碍气分功能，同样可以发生水肿，故《金匮要略·水气病脉证并治》在论述水气之后，又论述了"水分病"和"血分病"，由水肿而导致月经不行的谓之水分病，由月经停闭而导致水肿的谓之血分病。临床治疗，水分病当先治水，水去其经自调，血分病当先调经，经行则其肿亦愈。这种病情，虽主要与妇女月经有关，但可以进一步理解水、气、血三者在生理上是密切相连的，在病理上亦可以互相影响。"血不利则为水"，这是活血化瘀法用于肾病治疗的理论依据。

（三）经方论治的常用模式

由于经方配伍严谨，用药简练，疗效确切，在治疗肾炎、肾病综合征时应用广泛，随着疾病谱的变化和现代研究的发展，经方新用、经方活用及治疗疑难病证的临床及实验研究的结果再现了经方的强大生命力和实用价值。经方在治疗肾炎、肾病综合征中有下列3种常用治疗模式：

（1）经方与经方叠加法：就是经方与经方的组合，根据病情的需要而定。临床上有用真武汤和五苓散合方加减治疗肾病水肿，有以小柴胡汤和五苓散合方而成的柴苓汤治疗肾炎，可消除尿蛋白，并抑制激素副作用。

（2）经方与时方叠加法：这种方式也较多见。如岳美中"真武汤合六君子汤加减治疗尿毒症"就是经方与时方的叠加组合形式。

（3）经方与特异性用药结合法：这种形式更为多见。结合中医方药的现代研究进展及现代药理和临床经验，将经方和专药相结合，更能提高其治疗效果。如有报道认为雷公藤、黄芪、芡实等对治疗尿蛋白有较好的效果，临床在辨证选方的同时可以加用。

八、老年肾脏病的中医药治疗

老年原发性肾小球疾病的发生率与年轻人差别不大，而继发性肾脏疾病，如高血压、糖尿病导致的肾脏病变所占比例明显高于青壮年。老年人泌尿系感染也较成年人明显增多，特别是体质衰弱或长期卧床的老年患者，常为顽固性慢性感染，并易复发及重新感染。此外，老年原发性肾小球疾病中常见肾病综合征和急进性肾小球肾炎，肾活检显示膜性肾病较青年人为多，临床表现特异性较低，有的不典型，易误以为原有疾病的表现，出现严重水肿、高血压，合并肾功能不全及并发心衰者较成人多见，预后差异很大。若使用肾上腺皮质激素或细胞毒药物治疗，有时可产生严重副作用。由于老年人药物代谢功能减低，较青年人更易出现药物性肾损害。

（一）老年肾病的中医辨证特点

（1）隐匿发病，合并症多：老年肾脏病多隐匿起病，常无明显发病规律，病史不清楚，症状不典型，常因伴发病或并发症就诊。易合并高血压、贫血、心衰等并发症，难于早期诊断，易误诊。因此，临床上要正确运用四诊八纲，详细询问病史，结合有关化验检查，辨证与辨病相结合，尽早明确诊断。

（2）肾气渐衰，本虚为主：人至老年，肾元亏损，既有肾精不足，也有肾气虚损，这是人类生长衰老的自然发展规律。治疗时应注意扶助正气，培补肾元，协调阴阳。

（3）本虚标实，病程较长：老年肾病大多为本虚标实之证，本虚为五脏阴阳气血虚损，标实为外感、湿热、湿浊、水气、瘀血、肝风等，病程较长。证候往往错综复杂，虚中有实，实中有虚，寒中有热，热中有寒。患者一般情况较差，治疗应以缓图之，切忌操之过急，以求近利。

（二）老年肾病的中医治疗特点

（1）补肾填精，维护肾元：40岁以后肾气渐衰，60岁左右肾元亏损。治疗上应补肾气、养肾阴、填肾精、调和肾之阴阳，并注重阴中求阳，阳中求阴，阴阳双补，防止肾气的逐渐衰退。补肾气常用杜仲、川断、桑寄生、生黄芪、怀山药、怀牛膝等；养肾阴常以制首乌、枸杞子、山茱萸、生地、女贞子等，但不应过分滋腻；温肾阳选用菟丝子、巴戟天、仙茅、淫羊藿、肉苁蓉等，但不可过于温燥，以免燥热灼津伤阴；填肾精可在补益气阴基础上加用熟地、山药、阿胶等，并配合健脾化湿之品，防其助湿碍胃。

（2）健脾和胃，补益后天：老年肾病患者常见食欲不振、乏力、便溏等脾胃虚弱之象。临证应特别重视调理脾胃，强后天以补先天，使脾胃健运，则气血精微生化有源。对老年肾病脾胃功能差者，须从健脾和胃入手，对伤败胃气之药要慎用，药味配伍以尽量使患者能接受为好。健脾和胃常用四君子汤加减，药用党参或太子参、白术、茯苓、生薏苡仁，脾虚湿蕴者加用陈皮、半夏、制苍术、砂仁、苏梗燥湿和中。

（3）平补平泻，缓缓图治：老年肾病本虚标实，虚实夹杂，病程较长，并常见多种合并症。如单纯祛邪，则更伤正气，特别是苦寒泻下、攻逐利水、温燥发散之品，更易伤津耗液，劫伤气阴。所以，老年肾病治疗应扶正祛邪并施，平补平泻，缓缓图治。

九、小儿肾脏病的中医药治疗

小儿肾小球疾病的临床表现和病理类型与成人有所不同，具有其特殊性。成人继发性肾病占一定比例，而儿童则少见。而成人某些常见的病理类型，如膜性肾病，却少见于儿童。此外，先天性、遗传性肾脏病，如先天性肾或输尿管畸形或先天性尿路梗阻性等病变在小儿也较为多见。

（一）小儿肾病的中医辨证特点

（1）禀赋不足，肾虚为本：小儿先天薄弱，禀赋不足，其"五脏六腑，成而未全，全而未壮"，钱乙在《小儿药证直诀》中论治小儿五脏证治特点时认为小儿"肾本虚"，小儿肾虚为发病之本。因肾主水，有调节、输布水液和排泄尿液的功能，肾气不足则气化不利，开阖失司，水液潴留，泛溢肌肤而成水肿。

（2）后天嫩弱，病常及脾：小儿时期的另一体质特点是"脾常不足"，一则因脾胃嫩弱，发育未全，功能未健，"形"与"气"与成人相差甚远；二则因小儿处于生长发育阶段，不仅需要维持机体正常的生理活动，且须保证生长发育所必需的营养精微，故常见脾虚。而"诸湿肿满，皆属于脾"，肾病及脾，运化失司；不能制水，水湿停聚而成肿。脾肾在生理上相互联系，相互制约，肾气有赖于脾气输布精微之充养，脾气又赖肾气之温煦、推动。如脾肾虚弱，则水液输布、气化失职，水道不通，泛溢肌表而成水肿；统摄不固，精微随尿液外泄而见蛋白尿；气不摄血，血从下溢而见血尿。

（3）虚实夹杂，传变迅速：小儿阴阳气血脏腑等均属嫩弱，相对不足，生长发育未健全、成熟，病后善变，易虚易实。虚实之间、寒热之间的传变都很迅速。病情严重时，呈现脏腑亏虚，实邪内蕴的虚实兼夹之证。

（4）易感外邪，病从火化：由于肺为娇脏，主气而清肃宣降，通调水道，下输膀胱。小儿肺常不足，藩篱空疏，而风为百病之长，故小儿易感风邪，多因风邪袭肺而诱发。如小儿急性肾炎较成人多见，而由呼吸道链球菌感染导致的急性链球菌感染后肾炎占60%～70%，上呼吸道感染也是慢性肾炎的常见诱发因素。此外，小儿为纯阳之体，易从火化，故肺、脾、肾三脏功能失调导致水液内停，湿邪易从热化，湿热内蕴为常见病理因素。

（二）小儿肾病的中医治疗特点

（1）注重维护肾气，治病求本：由于小儿肾虚为发病之本，肾脏病时，肾的气化功能受损，肾阴肾阳俱虚，常形成本虚标实之证。因此，治疗原则当维护肾气，治病求本。一般病情稳定时，以扶正维护肾气为主，佐以祛邪；标急危重时，以祛邪为主略加扶正，通过治标祛邪，清除可逆因素，为治本创造有利条件。并且，因小儿肾气未壮，更应防止药毒损伤肾气。

（2）健脾和胃，补益后天：肾病虽本在肾，但肾与脾关系密切，是先天与后天的关系，共同调节水道，脾失健运，则患"诸湿肿满"。小儿肾病患者常见食欲不振、乏力、便溏等脾胃虚弱之象。临证应特别重视调理脾胃，强后天以补先天，使脾胃健运，则气血精微生化有源。

（3）注重病情缓解阶段的中医药治疗：小儿急性肾炎有急性发作期及恢复期之分，慢性肾炎、肾病综合征也有发作期及缓解期之分。发作时患者水肿、血尿、蛋白尿、高血压等症状可明显加重，上呼吸道感染为常见诱发因素，特别是急、慢性扁桃体炎，故发病之初应注重去除诱发因素。风水相搏者宜疏风利水；湿毒内归肺脾宜清热解毒，利水消肿；湿热蕴结咽部宜清热利咽。恢复期或缓解期注意补肾健脾，特别是补气健脾，维护后天之本，对湿热余邪未尽者仍须结合清利湿热。小儿肾脏病尽管预后较成人为好，但恢复期及缓解期的维持性中医药治疗仍不容忽视。

十、妇女妊娠期肾脏病的中医药治疗

无肾脏疾患的妊娠者，因妊娠后的生理变化可导致妊娠水肿、妊娠高血压、蛋白尿、先兆子痫、子痫等肾病，在中医辨证属子肿、子烦、子晕、子痫等范畴。而原有肾脏疾患，也可因妊娠而出现上述变化。妊娠期肾脏疾病的中医药治疗应结合妊娠特点，治病与安胎并举，注意益肾安胎，调和肝脾、冲任，禁用或慎用峻下、滑利、祛瘀、破血、耗气、有毒之品。即使病情需要，也应辨证确切，严格掌握用量、用法及疗程，衰其大半而止，不可过量伤胎。

（1）注重益肾安胎：由于肾藏精，主生殖，系胞胎，肾主宰着生长、发育、生殖、育胎。肾气充盛，天癸方能注于冲任，促进生殖之精成熟。女子胞胎赖肾精以滋养；肾精充足方能正常发育、生长，胎孕正常。而妊娠期间，肾气阴血聚以养胎，一方面易致冲任失养失固，系胞无力；另一方面肾之阴精虚损更甚，蒸腾开阖失司，故可导致原有肾疾复发或产生妊娠肾脏疾病。故妊娠期肾病的中医药治疗以益肾安胎为主要原则，并根据其阴阳虚损的侧重而选择补气、滋阴、温阳、填精。因妊娠期孕妇冲任气旺，常因内热阴伤，耗气伤阴，故以气阴不足多见。治疗常以益气养阴，补肾安胎为主，方选参芪地黄汤加减。常用药：太子参、生黄芪、生地、枸杞子、山茱萸、山药、续断、桑寄生等。伴湿热下注，尿频、急、痛者，宜用车前草、蒲公英、鸭跖草等甘寒清利之品；若手足心热，口干明显者加麦冬、知母、百合养阴清热；伴下肢浮肿者，加车前子、猪苓、冬瓜皮等利水消肿；肾阳虚损者，宜阴中求阳，尽量避免使用附子等有毒及大温大热之品，可于基本方中加淫羊藿、巴戟天、补骨脂等温肾助阳。

（2）结合健脾和中：妊娠期间，肾气阴血聚以养胎，故常见肾虚及气血不足，而患者原有肾疾，肾元受损，则生精化气生血功能更为不足。脾与肾为后天与先天的关系，先天之精赖后天之精气充养，并且共同调节水道，为主水之脏和制水之脏。而妊娠期冲气较旺，孕妇可因冲气上逆，而致胃失和降。治以益气健脾，调理脾胃，强后天以补先天，使脾胃健运，则气血精微生化有源，供以养胎，而且水湿也有其制，方选四君子汤加减。

（3）养阴柔肝，调理冲任：由于随着胎儿渐大，阴血聚以养胎，营阴不足渐增，阴血愈亏，肝木失养，遂可导致阴虚阳亢，或可因阴虚火炽，而致痰火上扰，肝风内动。此外，气机升降失调，或见气机阻滞，或见痰饮内停。故妊娠后出现肾病则患者可见头晕烦躁，胸闷脘胀，治疗则应以养阴柔肝、调理冲任为主。方选杞菊地黄汤加减。

第四节　变法心得

一、中药外治法

中药外治法是中医治疗学的一个重要组成部分，是我国劳动人民几千年来同疾病作斗争中总结出来的一套独特的行之有效的治疗方法。在现存最早的临床医学文献《五十二病方》中就有熏浴法等外治法，该书记载方剂283首，其中外用方70余首，占全书的1/4，表明外治法由于其方便实施而较早引起重视。在《黄帝内经》中，除了记载浸渍、热熨、涂敷、烟熏等中药外治法，还有"桔心渍酒，以熨寒痹"等将中药制成一定剂型后进行外治的方法。至1805年，中医第一部外治专著《急救广生集》正式问世，结束了历代将外治法附录方书之中的惯例，中药外治与内治一样得到人们的重视。

中医药对肾脏疾病的独特疗效引人注目。肾炎、肾衰竭属中医"关格""癃闭""虚劳""水肿"等范畴，在明代李时珍的《本草纲目》中即有以针砂同猪苓、地龙、葱涎贴脐治疗水肿尿短的记载。随着现代医学对肾炎、肾衰竭的认识进展及中药透皮吸收给药理论和技术的发展，使中药外治法治疗肾炎、肾衰竭的研究已成为与内服、灌肠治疗并驾齐驱的一种治疗方法。

（一）外治法原理

中医外治法与内治法一样，均是以中医的整体观念和辨证论治思想为指导，运用方剂配伍理论和经络学说，通过各种不同方法将药物施于皮肤、孔窍、腧穴等部位，以发挥其疏通经络、调和气血、解毒化瘀、扶正祛邪等作用，使不平衡的脏腑阴阳得以重新调整和改善，从而促进机体功能的恢复，达到治病的目的。中药外治法治疗肾炎、肾衰竭，常使用温阳、活血、利水、泄浊等药物，以敷脐或热熨肾俞穴的方法，通过药物的吸收和局部刺激发挥治疗效应，其作用原理包括直接作用和间接作用。

（1）直接作用：是指药物透过皮肤、孔窍、腧穴等部位直接吸收，进入血络经脉，输布全身，发挥其药理作用。如常用的敷脐疗法，即药物施于脐部，气味入血，通过血脉运行全身，发挥药理效应。而脐部无皮下脂肪，表皮角质层较薄，脐下两侧有腹壁下动脉和静脉及丰富的毛细血管网，故药物易于穿透、弥散而被吸收。药物经皮肤吸收的主要途径有：①通过动脉通道、角质层转运（包括细胞内扩散、细胞间质扩散）和表皮深层转运而被吸收，药物可通过一种或多种途径进入血液循环。②水合作用。角质层的含水量与环境相对湿度有关，中药外贴可在局部形成一种汗水难以蒸发扩散的密闭状态，使角质层含水量由 5%～15%增加至 50%，角质层经水合作用后，可膨胀成多孔状态，易于药物穿透。药物透皮速率可因此而增加 4～5 倍，同时还能使皮温从 32℃增至 37℃，加速血液循环。③表面活性剂作用。如膏药中所含的铅皂是一种表面活性剂，可促进被动扩散的吸收，增加表皮类脂膜对药物的透过率。④芳香类药物的促进作用。芳香性药物敷于局部，可使皮质类固醇透皮能力增高 8～10 倍。

（2）间接作用：是指药物对局部的刺激，通过经络系统的调节而起到纠正脏腑阴阳气血的偏盛偏衰、补虚泻实、扶正祛邪等作用以治疗疾病。首先，表现在药物施于体表、腧穴、孔窍等，对局部产生一定的刺激，可通过经络将这一刺激信息传入内脏或至病所，发挥调节或治疗作用。其次，促进药物直接治疗作用的发挥。这是因为中药外治除了施药外，还有辅助的温热刺激、化学刺激和机械物理刺激等，以加速血液循环，促进药物的渗透、吸收和传播而增强全身效应。药物对体表某一部位的刺激，可通过反馈原理将刺激传入体内相应的部位，而起到治疗效果。

肾脏病变常以肾脏为主并可涉及心、肝、脾、肺等多个脏器，中药的腧穴、体表外敷治疗一方面可能使药物通过刺激足太阳膀胱经和任脉的肾俞、关元等穴位，从经络间接作用于肾；另一方面可使药物通过肾区皮肤透入，直接作用于肾。所用外敷方药大多为温肾、活血、利水、泄浊等中药，因此，外敷疗法通过穴位及皮肤的双重吸收作用，达到温肾和络、利尿泄浊的治疗目的，调节肾脏及其他脏器的功能，减轻或延缓肾脏病变的进展和临床表现。

（二）外治的意义

肾脏疾病特别是肾衰竭属于危重病证，临床表现常诸症蜂起，大多具有病程长、消化功能差的特点，外治疗法的实施可作为一种有效手段弥补口服内治的不足。外治疗法具备的优势如下：①直达病所，奏效迅捷。中药外治法施于局部组织内的药物浓度显著高于其血液浓度，故发挥作用充分，疗效明显且取效迅捷。②多途径给药，弥补内治不足。口服给药由于给药时间及剂量的关系，药物浓度在血液中不能保持恒定。另外，药物经口腔进入血液后，沿途受到化学物质和酶的分解破坏作用，达到病所已所剩无几，使疗效受到影响，而外敷法多无此弊，特别是对于不能口服的药物均无过多禁忌，并且可与口服治疗联合应用。③使用安全，毒副作用少。中药外治常可兼用一些有刺激作用的药物，并且人体直接经皮肤吸收进入血液循环，避免了药物对肝脏的毒害作用。

（三）外治方法

中药外治肾脏疾病常使用敷脐法和热熨贴敷法。敷脐法是选用适当药物，制成一定的剂型填敷脐中，以治疗疾病的方法，即利用肚脐敏感度高，渗透力强，渗透性快，药物易于穿透、弥散而被吸收的解剖特点及神阙总理人体诸经百脉，联系五脏六腑、四肢百骸、五官九窍、皮肉筋膜的生理特点，使药力迅速渗透。热熨贴敷法是采用药物和适当的辅料经过加热处理后，敷于患部或腧穴的一种治疗方法，即借助温热之力，将药性由表及里，通过皮毛腠理，循经运行，内达脏腑，以疏通经络，温中散寒，畅通气机，消肿利水，调整脏腑阴阳，从而达到治疗目的。也有在中药肾区外敷渗透的基础上，用现代医学药物导入仪的低频及红外线加速药液的渗透和利用。

"肾衰药方"药物组成：主要成分为生附片、川芎、沉香、冰片等。治疗方法：将药物研成120目规格的粉末，用95%酒精将桂氮酮稀释成1.9%的溶液，然后用1.9%桂氮酮溶液调和肾衰外敷方药末，再用纱布包裹药末敷于双侧肾俞及关元穴。以后每日用1.9%桂氮酮溶液湿润药末，隔3日换1次药，4次为1个疗程，一般使用2～4个疗程。

（四）常用外治方药

（1）用外敷降压膏治疗肾衰竭高血压。药物组成：肉桂2份，细辛1份，车前子（包煎）2份，沉香1份，冰片1份。研末后用95%酒精调和，外敷于患者双侧肾俞穴。

（2）用中药热熨肾区治疗肾衰竭。药物组成：益母草、川芎、透骨草、白芷、丹参各30g；先将药浸潮，置于布袋中，用蒸锅熏20～30分钟后，将布袋直接热敷于双肾区，外加热水袋保温，每日1～2次，3个月为1个疗程。

（3）用肾衰膏脐疗，消增膏敷贴肾区治疗肾衰竭。肾衰膏组成：穿山甲、肉桂、王不留行、大黄等。消增膏组成：生川乌、生草乌、威灵仙、细辛、红花、水蛭等。

（4）外敷腧穴以泻为辅配合内服治疗肾衰竭。外用药组成：生大黄、煅牡蛎各60g，商陆、水蛭各15g，共研碎，加麝香1.5g。用时加水制成直径5cm的圆饼，腹部取穴水分、气海，背部取穴肾俞、三焦俞等，贴用2小时后取下，隔日1贴。

（5）外敷治疗肾衰竭。外敷方药组成：生附子、生大黄、生甘遂、血竭、山慈菇等。共研粉，用醋调成糊状，外敷两侧肋脊点，每日1次，疗程为1个月。

（6）中药热罨包治疗糖尿病肾病。中药调肾保精散方药组成：黄芪、仙茅、淫羊藿、女贞子、附子、陈皮、丹参、赤芍、白芥子、泽泻、猪苓、茯苓、葛根、杜仲、大黄、红参、罂粟壳。按比例取饮片洗净混匀研末，每次取600g，加食用醋调和成湿润药饼，以不挤压出药水为度，分装于2个20cm×30cm的纱布袋中，上蒸锅蒸透，晾至与身体温度相等或稍低，严密的罨敷于双肾区，接电治疗仪给药物离子导入，每日1次，每次30分钟。

（7）中药肾区渗透疗并常规治疗复发性肾病综合征。用中药白附片、川芎、吴茱萸、益智仁、威灵仙、沉香5～20g，冰片、人工麝香1～5g，经微细化处理，装入12cm×18cm纱布袋中，取2袋备用，将灵芝、冬虫夏草、乌蛇、地龙、透骨草等中药3～15g，浸煮成液体120mL，分成2份，浸入2袋药粉中。再取米醋充分浸泡药袋，而后外敷在两侧肾区皮肤上。把药物导入仪两电极板紧敷在被2次浸泡的药袋外，患者平卧于床上。用低频（脉冲为100～300Hz）红外线治疗45分钟，每日2次。

二、中药药浴疗法

肾脏疾病属于中医学"关格""水肿""癃闭""虚劳"等范畴。肾炎、肾功能不全的中医病机为正虚邪实，正虚以脾肾亏虚为主，邪实以湿浊、水气、血瘀多见。早在《黄帝内经》中就有用外治方法治疗水肿等病的记载，如《黄帝内经·素问·阴阳应象大论》云："其有邪者，渍形以为汗；其在皮者，汗而发之。"《黄帝内经·素问·至真要大论》又云："摩之浴之……开之发之，适事为故。"在《黄帝内经·素问·汤液醪醴论》中创造性地提出了治疗水肿之大法："平治于权衡，去菀陈莝，微动四极，温衣，缪刺其处，以复其形。开鬼门，洁净府。"李时珍在《本草纲目》中所引治诸肿第一法"开鬼门"的 17 种药物中有 7 种药物是外用熏洗的，表明外用熏洗疗法不仅可以发汗，还可达到解肌祛邪之目的，使水肿因势利导从汗而泄。现有人认为肾衰竭是可通过洗浴等方法，促进水、代谢产物等随汗液从皮肤排出，从而提出了"皮肤透析"这一概念。

（一）药浴疗法的作用机制

从现代医学角度来看，皮肤可作为天然的透析膜，成人皮肤面积相当于肾小球的滤过总面积。皮肤上毛细血管分布极为丰富，共有 200 万~250 万个汗腺。汗腺所分泌的汗液分为液体和固体两部分：前者占 99%~99.5%，后者仅占 0.5%~1%。液体内主要是水分，固体内有无机物和有机物。有机物中以乳酸及尿素最多，无机物中以氯化钠最多，还有钙、镁、磷、铁。汗液中含尿素氮 $50\sim100mg/dL$，比血中的浓度高 2 倍。汗液的液体成分在常温情况下每日排出 $400\sim800mL$，而高温情况下汗液分泌可大大提高，有时可达数升之多。因此，皮肤中的大量汗腺，有类似肾脏的排泄功能，体内的水分及新陈代谢的部分产物可通过皮肤排泄出去，汗腺对肾脏可起到相对补充的作用，人体皮肤的 200 多万个汗腺可视为特殊形式的肾脏。另外，人体皮肤有吸收外界物质的能力，称为经皮吸收、渗透和透入，其中芳香族气体、碘、氯、钠、钾等电解质、脂溶性的游离盐基、植物碱等吸收良好，并且随着外界温度的升高，皮肤的吸收能力增强，皮肤血管扩张，血流加快，已透入组织内的物质弥散速度也加快，物质被不断地移于血液循环中。药物透皮吸收系统的研究证实，"经皮给药"具有比其他剂型更加安全、有效、稳定和患者适应性好的优点。

肾脏疾病出现泌尿功能障碍，尿量减少，中药药浴疗法使用大队辛温发汗、宣肺利水之药，配合活血泄浊药以加强发散效果，在药浴熏洗的同时，可使汗出、肿消、痒止、浊泄。由于肺主身之皮毛，药浴熏洗，内归肺脏，一则促使肺气宣发，二则又使肺气肃降，发挥通调水道之功用，达到"提壶揭盖"的作用，使水液从下焦膀胱而出。同时，药浴熏洗由于温热效应提高机体组织的温度，舒张毛细血管，改善微循环，使血流加快，并且药物通过皮肤组织吸收后，能调节局部免疫状态，抑制毛细血管的通透性，抑制和减少生物活性物质的释放，还可通过经络、穴位的作用，使药物效应直达脏腑。因此，药浴疗法不仅可增加皮肤的排泄功能以补充肾脏的排泄，还可通过皮肤的吸收作用，改善血液循环，促进肾脏病变的好转。

综上所述，中医药浴疗法治疗肾脏疾病可通过两种途径取效，其一是运用药浴促使患者发汗，通过汗液的排出，代偿性减轻水及代谢产物在体内的积蓄；其二是通过中药药浴使药物的有效成分被肌表组织吸收，得以循行于经络血脉，内达于脏腑，发挥治疗作用。

（二）药浴治疗方法

根据中药药浴机制及肾炎、肾衰竭的发病机制和临床表现特点，制定了药浴治疗肾炎、肾衰竭的临床具体方法。

(1) 处方：药浴处方选药以温阳发散、活血利湿为主。

药用：浮萍、桂枝、生麻黄、桑叶、桑白皮、生附片、川芎、桃仁、红花、赤芍、益母草、六月雪、土茯苓、苦参、荔枝草、白鲜皮。

(2) 操作方法：治疗须在特定的浴室中进行，要求室内通风。保温、防滑，并配有加热及水温控制系统，备有急救药品和氧气。将以上处方中药物置入 5000mL 水中，煎煮半小时，过滤取汁，再将药汁置入消毒后的浴盆或浴缸里，加入适量温水，水量以能使患者全身浸入为宜，水温在 40～42℃。药浴前测体温、呼吸、心率、血压、体重。药浴时，患者除头颈部外全部浸没于浴液中，每次泡浴15～30 分钟，并不断揉搓或用浴球轻柔擦洗全身皮肤，使周身汗出。洗浴时要注意保暖，避免受风寒，切勿用肥皂等物，需要时可在治疗前先清洁洗浴。每周药浴 2 次，2 个月为 1 个疗程，同时根据患者不同的治疗目的及耐受程度，适当调整温度及疗程。若水肿较重，可将温度上调到能适应并出汗程度。药浴完毕，勿用清水冲洗，只用毛巾拭干皮肤即可。

（三）药浴时监护

(1) 所有器械严格消毒，患者互相隔离，以防止可能发生的交叉感染。

(2) 药浴治疗不宜在空腹及饭后半小时内进行。一般情况下，伴有心脑缺血性疾病、心功能不全、容量缺失、低血压、急性感染、有出血倾向及有皮肤溃破或年老体弱者不可药浴。必要时应在医护人员的严密监督下接受治疗。

(3) 在首次药浴治疗时，应告知患者药浴治疗原理，具体操作过程，可能出现的反应，并要求患者在治疗过程中出现任何不适及时提出。在药浴过程中定时检测体温、呼吸、心率、血压，并注意观察患者神色形态变化，主动询问患者有无头晕、心悸、胸闷等不适，及时对症处理。

(4) 适度调节水温，开始时可从 38℃开始，让患者逐步适应。在对症处理不适反应时，可将水温下调 1～2℃，注意把握出汗的程度，如出汗过多应适量饮水或补液以防虚脱。

(5) 药浴治疗结束后，患者多有疲乏的感觉，应嘱患者平卧，稍事休息，恢复体力，防止治疗后突然站立，发生直立性低血压。

（四）药浴对肾脏疾病的疗效分析

药浴疗法是以一定浓度和容量的中药煎液，通过加热沐浴，用以宣泄腠理、发汗祛邪、疏通气血的治疗方法。中药热水药浴，可利用药物、水温和沐浴以清洗皮肤，分泌汗液，冲刷汗孔，促使汗腺充分发挥其排泄功能，使体内多余水分及因肾衰竭而蓄积的代谢废物增加排泄，水肿及血中毒素随汗泄而降低，从而缓解肾脏疾病的临床症状。

皮肤瘙痒是肾功能不全患者的常见症状，虽经抗组胺药物等治疗及用血液透析和滤过，瘙痒症状仍难缓解。肾脏疾病的皮肤瘙痒，其最常见的原因有尿素刺激、甲状旁腺功能亢进、钙磷沉积、皮肤干燥等，药浴治疗可促使汗腺活动增加，汗液分泌增多，部分汗腺、皮脂腺功能恢复；同时，增多的汗液冲刷带走了积蓄在皮肤的尿毒素和钙磷沉积物；另外，中药的泄浊、祛风、活血、止痒作用也借温热水浴而更好发挥。因此，药浴疗法可取得其他疗法所不能比拟的止痒作用。

高血压是肾脏疾病的常见症状，也是肾脏功能逐渐损害的因素之一，控制血压在肾脏疾病的治疗中具有重要意义。中药药浴疗法通过宣泄发汗，增加水及钠的排泄，对容量依赖性高血压具有较好的治疗作用。药浴中所用疏通气血的中药可发挥通调血脉的作用，在温热的物理刺激下，使血管扩张，血液循环通畅，缩血管物质的生物活性降低，微循环改善，不仅产生降血压作用，也可促进损伤组织的修复。

（五）常用药浴方介绍

（1）用中药泡足"浴汗"治疗慢性肾衰竭（CRF）。药用川椒、红花、苍术、防风、羌活、独活、麻黄、桂枝、细辛、艾叶各 25g，煮沸后泡足，每次 40 分钟，使患者周身汗出。

（2）将麻黄、桂枝、细辛、羌活、独活、白术、红花各 30g，加水煮沸后 20 分钟，药浴，每次 30 分钟，使患者汗出。

（3）用中药药浴治疗 CRF。药用麻黄、桂枝、细辛、附子各 20g，羌活、防风、当归各 45g，益母草 60g。先用煎煮后的药液熏蒸，再沐浴，时间以患者舒适为度，每日 2 次，1 周为 1 个疗程。

（4）用肾衰水浴方浸泡治疗 CRF。肾衰水浴方组成：浮萍、桂枝、桑叶、桑白皮、生附片、川芎、桃仁、红花、赤芍、益母草、六月雪、土茯苓、苦参及白鲜皮。浓煎后加水浸泡，每次 15～30 分钟。

（5）采用皮肤外洗治疗 CRF。皮肤外洗方：生麻黄、桂枝、红花、皂刺各 15g，水煎至 500mL，皮肤外洗。每日 2 次，15 天为 1 个疗程。

（6）用中药药浴治疗 CRF。药浴方：麻黄、桂枝、炙甘草、川椒、红花、苍术、艾叶各 20g，加水煎煮洗浴，每日 1 次。

（7）用"开腠泻浊散"药浴治疗 CRF。开腠泻浊散组成：麻黄、川桂枝、细辛、白芷、一口钟、羌活、独活、藿香、苍术、大黄、苦参、净蝉衣、地肤子、红花、当归、金银花、野菊花、肉苁蓉、黄芪等。将药置入 5000mL 水中，煎煮半小时，取汁置入浴缸里，加入温水，泡浴。每次时间应控制在 30 分钟以内，每周 6 次。

（8）中药浴治疗 CRF。肾浴汤药用麻黄、细辛各 15g，苏叶 30g，桂枝、连翘、木瓜、红花、当归、黄芪、地肤子、大黄、淫羊藿各 50g，土茯苓 100g。上药研末装袋，将药末连同药袋一并置入 5000mL 水中，煎煮 30 分钟，取汁。将肾浴汤药汁置入消毒后的浴缸里，加入适量温水（一般 50L 左右），水量以使患者全身浸入为准（头露出水面），水温 40～42℃，每周洗浴 6 次，每次用药 1 袋，每次泡浴 40 分钟。首次治疗时间为 20 分钟，以后逐次增加 10 分钟，至 40 分钟为止。

（9）中药药浴治疗尿毒症皮肤瘙痒症。中药药浴方由大黄、皂角刺各 100g，白芷、蝉衣各 50g，地肤子 100g 组成，煎浓汁 2000mL 倒入 50000mL 温水浴缸，头外露，浸泡 30 分钟，每日 1 次。

（10）中药皮肤渗透治疗 CRF。在口服西医常规治疗药物及中药的基础上进行皮肤透析。皮肤透析液制备：麻黄、桂枝、生姜提取水提物及挥发油成分，制成中药皮肤透析液。先用皮肤透析液浸泡 10 分钟（水温 36.5～37.5℃），再进蒸汽浴室 5 分钟，而后按此重复 1 次。每日 1 次，1 个月为 1 个疗程。

三、中药灌肠法与结肠透析疗法

中药灌肠法是将中药药液从肛门灌入或点滴入大肠，以治疗疾病的一种疗法。早在东汉时期，张仲景在《伤寒杂病论》中记载了蜜煎导法、猪胆汁导法，开创了中医直肠给药的先河。唐代以后各代医家沿用和发展了这一给药方法，但主要仍适用于便秘患者的润肠通便。而在近代已出现了用中药灌肠治疗大便不通、肠道寄生虫病、溃疡病、肛门局部病证等。20 世纪 70 年代以后，这一疗法的应用日趋广泛。它不仅可广泛应用于临床各科数百种常见病证的治疗，更因其给药方法不受患者吞咽功能和上消化道的影响，吸收快、药效发挥迅速，而成为一种中医药常用的治疗手段。特别是中药灌肠治疗慢性肾衰竭，可使尿毒素通过肠道而增加排泄，在肾病领域中具有不可替代的作用，极大地发挥了中医保守治疗尿毒症的优势及特色。

慢性肾衰竭的中医药灌肠治疗是对无法进行定期血透、腹透或肾移植的补充疗法，但其适应证为 Scr<70μmol/L，如 Scr>707μmol/L 则疗效欠佳，须进行肾脏替代治疗。随着医疗技术、医疗器械的不断发展，灌肠疗法目前已有机器操作代替人工操作的方式，洗肠机的问世为中医药灌肠治疗肾脏疾病增添了新的治疗手段，甚至被称为"结肠透析"而在慢性肾衰竭的治疗中占有重要地位。

（一）作用机制

（1）通过增加大便量，减少毒素生成，促进毒素排出：CRF 患者体内有 200 余种物质的水平高于正常人，其中有些物质具有毒性作用，这些具有毒性作用的物质（如尿毒症毒素）在体内的积聚，是引起尿毒症症状及加速肾功能恶化的主要原因，入血后成为肠源性毒素，生理状态下从肾脏排泄，肾功能受损后可在血液中蓄积，成为尿毒症毒素的重要组成部分。另外，人体中某些毒素可通过肠道排泄，又可经肠肝循环再次吸收入血。如尿素为正常人体中蛋白质的代谢产物，生理状态下 75% 从肾脏排泄，25% 进入肠道，由肠道排出，其中又有一部分在结肠中被细菌酶水解，产生氨从门脉吸收，在肝中重新合成尿素。研究表明，CRF 时肠道功能紊乱、菌群失调，可使某些肠源性毒素增加，同时肠道可代偿性地发挥排泌功能，增加对某些毒素的排泄。据统计，尿毒症患者肠道每日排出尿素 70g，肌酐 2.5g，尿酸 2.5g，磷 2g，其中尿素的排出量可从正常总量的 25% 上升至 80%，明显多于尿液排出量。应用泻下药物为主的中药灌肠，通过促进排便治疗 CRF，研究证实能降低 CRF 血中尿素、肌酐、中分子物质（MMS）等毒素水平。因此，中药肛门途径治疗 CRF 的机制之一为利用肠道的排泌功能，通过刺激肠蠕动及肠道分泌，增加大便量，减少食物残渣在肠道停留时间，减少肠肝循环，促进肠道代谢功能，从而达到减少肠源性毒素的生成，增加其排泄，降低体内毒素水平的目的。

（2）利用肠道半透膜特性，通过中医结肠透析清除毒素：结肠是胃肠道的一部分，具有半透膜性质，现代中医利用这一特性，在中药肛门途径治疗中加入煅牡蛎、龙骨等含钙质药物，认为可使灌肠液成为高渗液，同时补充 CRF 患者所需钙质，而具有结肠透析的作用。在此基础上，有人利用现代技术和材料，应用结肠透析治疗机将腹透液或血透液等高渗液体和（或）中药配制的新透析液快速、循环的通过肛门注入结肠，认为可通过增加透析面积及渗透压差，临床研究证实具有一定疗效，特别是对血钾、尿酸等毒素的清除显示了一定优势。

（3）利用肠道吸收功能，通过肠道途径应用中药作用于全身：现代医学也证明结肠、直肠具有吸收功能，且肠道用药可避免肝脏的首过效应，保证有效血药浓度，对消化功能影响不大，患者容易耐受。为现代中医采用灌肠、肛滴、塞肛等肠道途径应用大黄等中药治疗 CRF 奠定了理论基础，临床研究也证实具有疗效。

（4）改善肠道微生态，减少肠源性毒素产生：研究表明，许多尿毒症毒素的产生和分解与肠道菌群有着密切的关系，CRF 患者存在明显肠道微生态的变化，主要表现为以大肠杆菌为代表的需氧菌群的过度增生和以双歧杆菌为代表的厌氧菌群的明显减少。这种肠道微生态的失衡可增加肠源性毒素的产生，促进尿素等毒素的肠肝循环，减少经肠道外排的毒素量，同时又必然诱发或加重肠道功能紊乱，干扰患者营养物质的代谢和吸收，加重原有的代谢失衡，从而形成恶性循环。中药的通便作用，有利于减轻蛋白质等食物残渣在肠腔内潴留，抑制肠道菌群的生长，减少肠源性毒素的产生可能为其作用机制之一。另外，在中药肛门途径治疗 CRF 时常根据中医解毒、化毒、扶正祛邪等理论，应用大黄、蒲公英、土茯苓、六月雪等清热解毒药物及黄芪、首乌等扶正药物，而现代研究进展证实这些药物都具有一定直接和（或）通过增强免疫间接的抗菌、抑菌作用。

（5）保护肠道黏膜，防治肠源性内毒素血症：肠道具有一个高效选择性屏障系统，包括正常细菌组成的生物屏障；完整的肠黏膜上皮、上皮间紧密连接等构成的机械屏障；肠上皮内淋巴细胞、固有层淋巴细胞等形成的免疫屏障。研究证实：CRF 时因肠道菌群失调、毒素刺激及缺血缺氧，往往存在肠黏膜屏障功能受损和肠源性内毒素血症，而后者可通过激活单核巨噬细胞系统介导一系列肾损害反应，促进及加重 CRF。有报道，应用以大黄为主的中药肠道途径治疗与肠源性内毒素血症相关的多器官功能衰竭等急重疾病。

（二）优势特点

（1）能够符合辨证论治要求，可将辨证所选方药注入直肠，直达病所或经吸收后再布散于全身，以发挥整体的治疗作用。

（2）有利于保持药物性能和疗效的提高，直肠给药吸收与口服给药吸收总量的比值是 15，与静脉给药吸收的总量无区别，直肠给药的生物利用度较口服给药增加 100%。中药直肠给药能加速奏效时间，提高疗效，且药物吸收部分不通过肝脏而直接进入血液循环，可防止或减少药物在肝脏中发生化学变化而改变药物性能，同时也可减少药物对肝脏的毒性和副作用。

（3）弥补了口服给药的不足，缓和了因药物格拒或吞咽困难等不能下咽的局限性，增加了医疗手段。

（4）直肠给药比口服药物吸收更快、吸收更有规律，治疗作用维持时间长，疗效也更可靠，并且灌肠疗法简便易行，无并发症。

（三）适应证

早、中期的慢性肾衰竭；不适宜做血液透析、腹膜透析的患者；在血液透析、腹膜透析、肾移植尚未普及的基层社区医院、农村等地，该疗法因操作简单、价格低廉、副作用小、无创等优点而更具实用价值。

（四）禁忌证

严重痔疮、巨结肠、肛瘘、人工肛门、先天性直肠狭窄者；直肠癌、结肠癌；心肺功能衰竭，严重高血压及动脉病；下消化道近期手术、疝气；严重肛管黏膜炎症、胃肠穿孔出血等急腹症；对中药灌肠、结肠透析有不良反应者；神志异常或精神病，不能合作者。妊娠慎用或忌用。

（五）操作方法

1. 中药保留灌肠法

保留灌入药液，从而起到治疗作用，其具体操作如下：

（1）让患者排便，或用清水灌肠，以利于药物吸收。

（2）将灌肠筒依次接上橡皮管（上附开关夹）、玻璃接管和橡皮肛管。如用硬橡皮管头时可不用玻璃接管，而将硬橡皮管头直接接在橡皮管上即可。

（3）扭紧开关夹，将所用中药药液倒入灌肠筒内。

（4）患者取左侧卧位，或俯卧位，双膝屈曲。臀部垫以治疗巾，露出肛门。臀部可略微抬高，以利保留药液。

（5）在肛管头上涂抹润滑油，然后扭松开关头，放出管内温度较低的液体并排除管内空气。用手腕试灌肠筒内液体温度，如感觉微温（药温以 39～42℃为宜）即可捏紧肛管，轻缓地插入肛门内10～15cm，漏斗的高低要与臀部平齐而略高，使药液慢慢地灌入肠内。

（6）药液流完后，立即捏紧导管，取下漏斗，稍停一下然后慢慢将肛管从肛门内抽出并用纸包裹。

（7）嘱患者留住灌入药液，不要随即排出，必要时可用便纸压肛门数分钟，以助患者保留药液，每次保留药液时间要在 30 分钟以上。

（8）每次灌入的药液量要因人而异，成人为 200～300mL，小儿按年龄酌减。1 岁以内用 15～30mL，1～3 岁用 30～60mL，3 岁以上用 60～100mL，每日 1～2 次，一般 7～10 天为 1 个疗程，如病情需要，中间休息 3 天后，再进行下一疗程。

2．中药直肠点滴法

中药直肠点滴法是以类似点滴输液的方式将中药煎剂或中成药液体制剂由肛门注入直肠的一种方法。实际上是中药保留灌肠法的一种改良用法。它较一般保留灌肠法患者不适感轻，注入药液量大，便于保留和吸收。其具体操作如下。

（1）设备：和一般静脉输液的设备相同，唯针头换成导尿管。

（2）药物制备：药物制成液体，纱布过滤，装入滴瓶中，调节药液温度在 42℃。

（3）嘱患者排便，或用清水灌肠，以利药物吸收。

（4）患者取左侧卧位为好，也可仰卧、俯卧或右侧卧位，垫高臀部 10cm。

（5）排出输液管中空气，选用 12～16 号导尿管，并在前端涂以润滑油，插入肛门内一定深度，成人 10～20cm，小儿 5～15cm，胶布固定，开始点滴。

（6）根据病情调节滴速，以 30～70 滴/min 为宜。

（7）点滴结束后，拔出导尿管，静卧 10 分钟，即可随意活动。

（8）每次点滴入药量成人 300～400mL，小儿酌减。每日 1～2 次。

3．结肠透析机器法

机器法借助计算机控制可实现对结肠透析液的自动灌注和排泄，并对其温度、流量、压力自动控制和监测，实现了智能化的操作，提高操作的方便性、安全性的可靠性。与传统的保留灌肠法比较，机器法进行结肠透析治疗时，治疗效果与结肠透析液灌注的深度和面积、透析时间、灌排量、温度、压力等参数密切相关。配套连接的结肠透析导管也是治疗的重要部件，目前临床应用的主要有两种类型：单腔插肛器、双腔套管探头，均要求为一次性消毒或无菌耗材。

以 JS-308 型电子结肠透析机为例，操作步骤主要包括结肠清洗、结肠透析、中药保留灌肠三部分，具体操作如下。

（1）接通电源，启动电子结肠透析机。

（2）选择结肠清洗程序，开启自动供水、加热、自动恒温，水箱水温为37～40℃。

（3）插特制肛管：患者取左侧卧位，特制肛管外涂石蜡油，轻轻插入肛门7～10cm，拔除内栓（内栓插入时起引导作用），外套管接排污管，外套管侧管接进液管。

（4）结肠清洗：根据患者耐受程度，每次从水箱中泵水500～1000mL，经肛管外套管侧管进入肠道行结肠清洗（清洗后污水经排污管排至污物箱），直至清洗液透明，无粪便为止。

（5）排空水箱中剩余清洗用水，将1.5％结肠透析液5L倒入水箱，加热、自动恒温37～40℃。

（6）结肠透析：选择结肠透析程序，根据患者耐受程度，每次从水箱中泵取透析液800～1200mL，经肛管外套管侧管进入结肠，每次保留10分钟左右，直至透析液用完为止。

（7）拔出肛管，换插一次性导尿管，插入深度为10～15cm，外接进液管。

（8）中药保留灌肠：将中药保留灌肠液150～200mL倒入透析机的中药杯中。选择保留灌肠程序，将中药一次性注入肠道，拔除一次性导尿管，令患者返回病房休息，尽量长时间保留灌肠液。

（9）关闭结肠透析机，开启结肠透析机紫外线消毒开关，对机器消毒5分钟以上。

（六）中药灌肠疗法的注意事项

（1）妊娠患者慎用。

（2）插入肛门的硬橡皮管头或橡皮肛管要煮沸消毒。

（3）要根据病情、年龄和辨证施治精神，来确定所用药物、灌肠疗法、药量的多少、灌肠次数及疗程。

（4）插肛管时动作宜轻缓，以免损伤黏膜。

（5）灌肠的药温、时间、速度要因人、因证而异。

（七）结肠透析液的配制

结肠透析液配制原则上可参照腹膜透析液、血液透析液的基础配方进行设计，透析液的离子浓度、pH及渗透压是液体配制的主要检测指标。

（1）目前常用的透析液中的成分均能通过结肠半透膜，主要成分有钾、钠、钙、镁、氯和碱性基团等。透析液的离子浓度可根据患者血生化的结果调整。

（2）透析液的酸碱度应根据患者血、二氧化碳结合力的水平进行调整。透析液的pH值如能略高于血液pH值，则可纠正酸中毒。

（3）由于肾病患者血中尿毒素的蓄积，透析液的渗透压须略高于血浆渗透压。

（4）透析液须使用净化水配制，不能含有细菌、致热原和其他杂质。

根据患者的并发症，可考虑在结肠透析液中加入适量的配合性药物。如糖尿病患者在结肠透析液中加适量胰岛素可控制血糖；添加易于肠道吸收的葡萄糖或氨基酸，改善患者的营养状况；腹痛患者可加入适量的普鲁卡因等。

（八）肾脏疾病常用的灌肠治疗方药

1．肾盂肾炎

自拟通淋消炎合剂：蒲公英、金银花、白花蛇舌草、白头翁、车前草、金钱草、白茅根、马齿苋、益母草、苦参、重楼、丹皮。

2. 急性肾衰竭

复方黄丹液：生大黄、丹参、川芎、黄芪。

3. 慢性肾衰竭

在慢性肾衰竭的中医治疗中，灌肠疗法常作为一个主要的治疗手段，在各地所介绍的灌肠治疗慢性肾衰的处方中几乎皆以大黄为主要药物，其常见的配伍用药如下：

（1）配伍清热解毒药：蒲公英、金银花、六月雪、青黛、土茯苓、白花蛇舌草、野菊花。

（2）配伍清热燥湿药：黄柏、黄芩、栀子、黄连、白头翁。

（3）配伍清热凉血药：槐花、槐角、地榆、白茅根、牡丹皮、赤芍。

（4）配伍活血化瘀药：丹参、益母草、红花、泽兰、桃仁。

（5）配伍温阳之品：附子、肉桂。

（6）配伍固涩之品：牡蛎、龙骨、赤石脂。

（7）配伍益气健脾之品：黄芪、党参、甘草、白术。

（8）配伍攻下之品：芒硝、玄明粉、皂荚。

四、中药分阶段治疗法

（一）肾功能正常阶段

肾脏疾病在肾功能正常时的临床表现主要为水肿、血尿、蛋白尿、高血压等，并且在一定的时期内其临床表现以某一症状为主，或经过治疗后一部分症状得到控制，而另一部分症状则相对突出，中医辨证治疗系根据不同阶段患者的主要临床表现进行辨证诊治，取得较好的近、远期疗效。

（1）水肿阶段：肾性水肿是肾脏疾病最常见的临床症状，也常是患者就医的最初原因。肾性水肿初起时以眼睑部或面部最为显著，然后才扩散到全身，轻者仅见眼睑或面部浮肿，下肢胫前区凹陷性水肿，重者全身浮肿，伴见胸腔积液或（和）腹水。

对于肾性水肿，在辨证中应注意以下要点：①辨阳水和阴水。阳水起病急骤，水肿较重，常面目先肿，然后发展到全身，皮色光亮而薄，按之凹陷易于恢复；阴水起病缓慢，水肿较轻，常晨起面肿，入暮肿重，皮色㿠白、萎黄，甚则晦暗，按之凹陷不易起。②辨实肿和虚肿。实肿以邪实为主，多见于青少年患者，常伴有风、湿或湿热、湿毒等六淫症状；虚肿以本虚为主，多见于中老年患者，常伴有肺、脾、肾或肝、心等虚损症状。③分清病因和病位。水肿头面为主，恶风头痛者，多属风；水肿下肢为主，纳呆身重者，多属湿；水肿而伴有咽痛溲赤者，多属热；因疮疡、猩红赤斑而致水肿者，多有湿毒。若水肿较甚咳喘气急，不能平卧者，病变部位多在肺；水肿日久，纳食不佳，四肢无力，苔腻身重者，病变部位多在脾；水肿反复，腰膝酸软，耳鸣神疲者，病变部位多在肾；水肿不甚，头晕目花，易怒舌红，病变多在肝。④辨别转归。一般来说，病在肺，在标，较浅；病在肾，在本，较重；病在脾，在枢，不可失治。水肿反复，阴阳气血日渐耗伤，可导致重症。若脾肾虚损日重，损及肝、心、胃、肠、脑等，则病情恶化。水肿的预后，水肿面色黧黑，口中有尿味者难治；水气凌心犯肺，咳喘不能平卧者难治；水气犯胃侵肠动血者难治。

对于水肿的治则，在《黄帝内经》首先提出攻逐、发汗、利小便三大法则。后世在此基础上又建立了攻逐、活血、行气、益气、通阳、健脾、益肾等法。以上治疗原则在具体应用时，或一法独进，或数法合施，或先补后攻，或先攻后补，或攻补兼施，或补而不攻，须视疾病的轻重和需要而灵活选择应用，不可固执一法。

（2）血尿阶段：血尿的证情复杂，可以出现在肾脏疾病的发病初期，也可以是经过治疗后其他症状已退，但血尿仍存在。不少患者初起以肉眼血尿为主诉而就诊，也有经体检发现镜下血尿而求治。肾脏疾病伴有血尿及高血压者，病情较重，预后和治疗效果常不是很理想。因此，对于血尿为主的肾脏疾病患者须引起足够的重视，延长治疗疗程，以免肾功能进行性损害，并在诊断中积极排除肿瘤所致血尿。

肾性血尿的病情有寒热虚实的不同，病位有表里、气血、脏腑的区别，病情有轻重缓急的差异。临床上首先应辨明外感内伤及虚证实证。凡因风热犯肺、膀胱热结、火毒迫血所致属外感；而心肝火旺、阴虚火旺、脾肾不足、瘀血内阻属于内伤。外感以实证为主；内伤以虚证为主。实证多为尿血鲜红、紫红或暗红有血块、量多、发病急、病程短；虚证多见尿血淡红、量少、发病缓、病程长，暴脱而尿血量多者。实证和虚证虽各有其不同的病因病理，但在疾病发展变化的过程中，又常发生实证向虚证的转化。

血尿的治疗与其他出血病证不同，应重视血尿同时兼夹的病证，不能一味只求止血。治疗血尿应以辨证为主，并结合肾与膀胱的生理病理以水湿为特点，根据"水道之血宜利"的原则，合理地选用凉血止血、收敛止血、化瘀止血等药物。若因血尿而过用止涩之剂，促使瘀血留滞影响尿液的生成和排泄，可以出现癃闭重症。对于止血类中药在肾性血尿中的运用，一般血尿初期在辨证基础上常选用收敛止血或凉血止血药，常选仙鹤草、紫珠草、血余炭、藕节炭、大蓟、小蓟、槐花、白茅根、苎麻根。血尿中、后期在辨证基础上常选用化瘀止血药，如参三七、景天三七、生蒲黄、茜草根、琥珀。

（3）高血压阶段：肾性高血压是肾实质性疾患所引起的一种病理变化，临床常在原发病症状的基础上出现头痛、眩晕等症状，肾脏疾病患者血压的升高不但加重了其临床症状，并且进一步加剧肾功能恶化的进展，积极地控制血压，可明显改善及缓解其一切临床症状，有利于减缓甚至纠正肾衰竭的进展。

肾性高血压的中医辨证以阴虚为主要表现，也可出现阴虚阳亢之证，但其发生、发展的过程中始终存在肾病病理因素"水湿"和"瘀血"的见症，属本虚标实之证。本虚，初起表现为肾阴虚，逐渐发展为肾阳虚；标实，轻者表现为风水相搏，重者阳虚水泛、痰浊蕴阻。

肾性高血压的中医治疗不外乎调整阴阳，补虚泻实。从调整阴阳来说，以填补真阴为主。从补虚泻实来看，虚者以精气虚居多，精虚者，滋补肾阴，填精生髓；气虚者，调补脾胃，益气生血。实证又以水停血瘀或浊毒内蕴，清阳被蒙为常见，治宜通阳化气，利水祛浊。另外，降压西药与中医药的合理配伍，能综合二者之长处，中药降压，起效稍慢，显效率不高；西药降压，特别是长期用药时，副作用常较明显。因此，西药治疗肾性高血压的优点在于降压，中药治疗肾性高血压的优点在于改善症状，减少西药的副作用。同时，在辨证治疗过程中也可加用某些具有降压作用的中药，以图起到协同降压的作用，常重用夏枯草、钩藤、黄芩、丹参、赤芍、益母草、石决明、煅牡蛎等。

（4）蛋白尿阶段：蛋白尿是肾脏疾病最主要的临床表现，也是伴随肾小球疾病始终的病理变化。人体中的蛋白质属中医所说的精微。精微的丧失是因外邪侵袭、脏腑功能失调所致，再由病理产物湿瘀的作用，使蛋白质的丧失加重。其中脾不摄精、清气下陷和肾不藏精、精气下泄是蛋白尿产生的直接机制。因此，脾肾功能失调是产生蛋白尿的基本病机，但风邪、湿热（毒）邪、瘀血等因素在蛋白尿的发生及病情加重的过程中有重要影响，直接关系着病程的进展及病情的预后。

蛋白尿的形成机制常是气血阴阳虚损、脏腑功能失调、病邪干扰交织在一起，表现为正虚邪实、虚实夹杂的证候。蛋白尿的多少不一定能完全反映肾脏病变的严重程度，当蛋白尿由多变少时，多数反映肾脏病变有所改善；但也有少部分可能是由于大量肾小球纤维化，滤过的蛋白质减少，肾功能日趋恶化，病情加重的表现。因此，判断肾脏疾病损害的轻重，不能只凭蛋白尿来衡量。治疗肾性蛋白尿，必须树立整体观念，首先要辨明引起脾肾脏腑功能失调的各种原因，然后针对这些因素治疗。其次要注意把握好扶正与祛邪的关系，当患者邪盛时，治应祛邪为先，在患者虚多邪少之时，治疗以补虚固本为主，同时应注意避免使用损害肾功能的药物。对于顽固性蛋白尿，常加用雷公藤制剂、昆明山海棠、火把花根片等。

蛋白尿的治疗应根据原发病及肾功能情况，采取不同的治疗方法。在肾功能正常时，积极降低尿蛋白含量，减轻长期大量蛋白尿对肾脏的损害。如肾功能不全时，则应以保护肾功能为主，防止因用药不当而加重肾损害的进展。对于选择性蛋白尿，尿 C3 阴性者以中医中药为主治疗；非选择性蛋白尿，尿 C3 阳性者，应采用中西医结合治疗，并根据证情，中西医有所侧重以提高疗效。

（二）急性肾衰竭分期论治

急性肾衰竭的临床分期常根据其尿量的变化分为少尿期、多尿期和恢复期。目前由于透析治疗的介入，尿量变化已没有明显特征，有人将其分为早期、中期、恢复期。根据肾衰竭不同阶段进行有针对性的分期治疗是提高疗效的一个重要手段。中医学认为急性肾衰的病程经过有少尿期、多尿期和恢复期之演变规律，病程演变宜抓其本质，正邪相搏是其病机发展变化的本质。一般辨证为少尿期邪实证属多，而正虚邪实夹杂者亦不鲜见；多尿期则邪气渐退，而正气亦衰；恢复期则以脏腑虚损，气血亏耗为主。因此，急性肾衰在病程发展的不同阶段，正虚与邪实不同，辨证治疗也相应地有所区别。

1. 少尿期

（1）宣肺利水法：适应证为邪郁肺卫，水失通调，临床症见面目浮肿，小便短少，时有咳嗽咳痰，舌淡苔薄白，脉滑数。方选清肺饮加减，药用桑白皮、黄芩、山栀子、杏仁、紫菀、桔梗、天门冬、茯苓、车前子。

（2）化瘀利水法：适应证为瘀热相搏，阻遏膀胱，临床症见尿解而不多，色红如血或如酱汁，面浮足肿，肌肤红斑紫赤，舌紫暗或边有瘀紫，脉小弦或细涩。方选琥珀散加减，药用琥珀、没药、生蒲黄、海金沙、滑石、通草、牵牛子、带皮槟榔等。

（3）降逆泄浊法：适应证为尿毒犯胃，升降逆乱，临床症见恶心呕吐、厌食，甚至呃逆连连，口有尿味，舌苔浊腻微黄，脉滑数。方选温脾汤加减，药用附子、大黄、土茯苓、黄连、法半夏、茯苓、竹茹等。

2. 多尿期

（1）益气养阴法：适应证为肺肾气阴两虚，气不摄水，临床症见口干少津，饮一溲二，时有虚烦不寐，耳鸣腰酸，舌红少苔，脉细数。方选参麦地黄汤，药用人参、麦冬、生地、山茱萸、山药、茯苓、五味子、泽泻、丹皮等。

（2）温补肾阳法：适应证为脾肾阳虚，统摄无权，临床症见形神困顿，腹胀泛恶，饮一溲二，声息低微，四末欠温，舌体胖，苔薄滑，脉沉微。方选金匮肾气丸加减，药用附子、肉桂、地黄、山茱萸、山药、益智仁、茯苓、泽泻、丹皮、乌药等。

3．恢复期

（1）滋养肝肾法：适应证为精血耗伤，肝肾失充，临床症见耳鸣眩晕，两目干涩，腰膝酸软，舌质红，苔薄有裂纹，脉弦细。方选阿胶鸡子黄汤加减，药用生地、阿胶、女贞子、白芍、菊花、生牡蛎、鸡子黄、童便等。

（2）温补脾肾法：适应证为气阳衰微，脾肾失养，临床症见神疲乏力，食少便溏，面色㿠白，四末欠温，舌淡白而边有齿痕，苔薄润脉沉细。方选景岳四味散加减，药用党参、附子、干姜、白术、茯苓、薏苡仁、乌梅炭、甘草等。

（三）慢性肾衰竭分期治疗

慢性肾衰竭是肾脏疾病至终末期的临床病理表现，是一个慢性渐进性的病理损害过程。目前，将其分为肾功能代偿期、失代偿期、肾衰竭期、尿毒症期、透析治疗期，其每期的临床表现各有所侧重。对于慢性肾衰竭，早、中期多以脾肾气虚或肝肾气阴两虚为主，晚期则浊毒内蕴而累及多脏，为因实致虚，治疗也有扶正与逐邪相互配伍的侧重不同。而对于已使用透析替代治疗的患者，其泄浊的功能已有替代，中医治疗当以提高生存质量、延长生命为主。治疗重点应保脾肾先后天之本，遵照保得一分胃气，便存一分生机的治病原则，法选健脾和胃，化湿助运，以后天补先天，总体调理脏腑阴阳气血。

1．肾功能代偿期

（1）健脾温肾法：适应证为脾肾阳虚证，临床症见面色㿠白，神疲乏力，纳少便溏，畏寒肢冷，腰膝酸痛，夜尿清长，阳痿，舌胖质淡，边有齿痕，苔薄，脉细或沉迟。方选四君子汤加减，药用黄芪、人参、白术、茯苓、甘草、熟地、淫羊藿、枸杞子、山药、山茱萸、炮姜等。

（2）滋阴潜阳法：适应证为肝肾阴虚证，临床症见五心烦热，头晕头痛，颧红目涩，耳鸣耳聋，口干咽燥，腰膝酸软，失眠多梦，舌红少苔，脉细弦数。方选麦味地黄丸加减，药用生地、枸杞子、山药、山茱萸、麦门冬、五味子、白芍、当归、丹参、生龙骨、生牡蛎等。

2．肾功能失代偿期

（1）调补阴阳法：适应证为阴阳两虚证，临床症见浮肿，畏寒肢冷，面色晦滞黧黑，便溏或便闭，夜尿清长或尿少色黄，手足心热，失眠盗汗，舌淡胖而少津，边有齿痕，脉细或数。方选济生肾气丸加减，药用附子、淫羊藿、熟地、山药、山茱萸、枸杞子、何首乌、牛膝、车前子等。

（2）温中降浊法：适应证为湿浊中阻证，临床症见少气乏力，恶心呕吐，厌食腹胀，全身水肿，尿少便溏，舌体胖大色淡苔腻，脉濡细。方选二陈汤加减，药用人参、茯苓、陈皮、生姜、吴茱萸、半夏、厚朴、木香、生甘草等。

3．肾衰竭期

（1）通腑泄浊法：适应证为湿浊上泛证，临床症见神疲乏力，恶心干呕或呕吐频作，纳呆便秘，小便量少或夜尿清长，舌红苔黄腻，脉弦数。方选温脾汤加减，药用人参、茯苓、甘草、附子、大黄、生姜、法半夏、陈皮、黄连、枳实、淡竹茹等。

（2）化气行水法：适应证为水气上凌证，临床症见遍体浮肿，小便量少，心悸阵作，胸闷气促，舌紫暗苔白滑，脉沉微而数。方选五苓散加减，药用桂枝、干姜、白术、茯苓、白芍、泽泻、猪苓、泽兰、车前子等。

4. 尿毒症期

（1）涤痰降浊法：适应证为痰浊蒙窍证，临床症见面色垢滞，神志痴呆，语言错乱或不清，甚则昏迷，恶心呕吐，痰声辘辘，舌苔白腻或灰腻，脉沉滑。方选涤痰汤加减，药用制半夏、橘红、人参、茯苓、生甘草、川黄连、枳实、淡竹茹、石菖蒲、生姜、制南星等。

（2）息风潜阳法：适应证为阴虚动风证，临床症见昏厥不语，甚则直视遗溺，头独摇甚或两手发痉，状如惊痫，舌苔厚浊间有黑点，舌质淡红，脉细数。方选陈氏夺命饮加减，药用水牛角、羚羊角片、生地、丹皮、赤芍、甘中黄、玄参、青黛等。

5. 透析治疗期

（1）健脾助运法：适应证为脾胃虚弱证，临床症见身倦乏力，食欲不振，时有恶心，腹胀，便溏或便秘，舌淡苔薄，脉细无力。方选六君子汤加减，药用人参、苍术、白术、茯苓、甘草、陈皮、半夏、谷麦芽、焦楂曲、鸡内金等。

（2）益肾活血法：适应证为肾虚血滞证，临床症见神疲乏力，畏寒喜暖，面色黧黑灰暗，腰膝酸软，劳则气短，舌淡胖苔薄白，脉细弱。方选七味都气丸加减，药用人参、麦冬、生地、山茱萸、黄芪、补骨脂、菟丝子、枸杞子、茯苓、当归、山药等。

肾衰竭分期治疗是对中医辨证论治肾衰竭的补充，也是一种中西医结合治疗经验的总结，具有一定的实用性，尚须不断经过临床检验、归纳，以进一步提高疗效。

五、根据尿液检查选择中药治疗法

对于肾脏疾病的诊治，中医除了注意脏腑辨证和全身情况外，也可以通过对尿液的理化检查进行辨证分析，指导临床用药。

（一）尿液一般检查的辨证施治

1. 色泽

正常尿呈草黄色。据小便颜色的变化，可以辨识病情和观察病邪进退。在进行尿色泽辨证时，须注意服用某些药物后造成的尿色变化的假象。

（1）色泽清白：肾脏疾病患者出现小便清白者，为虚寒证，《黄帝内经·素问·至真要大论》云："诸病水液，澄澈清冷，皆属于寒。"治疗宜温肾散寒，方选右归丸或金匮肾气丸，药用附子、肉桂、鹿角胶、杜仲、菟丝子、枸杞子、山茱萸。

（2）色泽深黄：尿色深黄为脏腑湿热熏蒸所致，常见于肝胆湿热、膀胱湿热、脾胃湿热等。治疗宜清热利湿，方选龙胆泻肝汤、八正散、五苓散，药用车前子、扁蓄、六一散、大黄、山栀、泽泻、茯苓、生地。

（3）色泽红赤：为络损血溢所致，有因实热、砂石、瘀血及虚热、虚寒引起肾络受伤。治疗宜和络止血，方选小蓟饮子、无比山药丸、茜根散，药用小蓟、生地、藕节、蒲黄、旱莲草、仙鹤草、槐花、阿胶、紫草、茜草根、侧柏叶、山茱萸、菟丝子等。

2. 透明度

新鲜正常尿清澈透明。引起小便混浊的常见原因有湿热和气虚夹湿，如《黄帝内经·素问·至真要大论》曰："水液混浊，皆属于热。"辨证时须注意在尿量减少或气候寒冷时，常因尿酸盐析出而致尿液变混，但加热后可使其溶解变透明。

（1）湿热证：属于湿热所致的水液混浊，其小便必黄或黄赤，甚则小便时有灼热感。治宜清热利湿，方选程氏萆薢分清饮，药用萆薢、车前子、茯苓、石菖蒲、黄柏、泽泻、瞿麦、冬葵子。

（2）气虚夹湿证：如小便混浊不清，静止后有沉渣者属气虚有湿。治宜益气利湿，方选参苓白术散，药用党参、白术、茯苓、薏苡仁、山药、猪苓、车前子、泽泻、生黄芪。

3. 尿量

正常成人 24 小时尿量平均为 1500mL，少于 400mL 为少尿，超过 2500mL 为多尿，肾脏疾病常见的临床症状为少尿或小便不利。

（1）少尿：病机为邪气外侵或正气内虚，导致肺、脾、肾气化功能失调，水湿内停，属中医"癃闭""关格""虚劳"病证范畴。邪气外侵常为风寒、风热、湿毒侵袭；正气内虚常见于肾阳不足、肾阴亏损、肾阴阳俱损。

风寒证：小便量少，肢体浮肿，恶寒发热，舌苔薄白，脉浮紧。治宜疏风散寒，方选麻黄汤加减，药用麻黄、桂枝、白术、防风、苏叶、浮萍、泽泻、茯苓。

风热证：小便量少，面肢浮肿，恶寒发热，咽喉红肿，舌质红，脉浮数。治宜散风清热，方选越婢加术汤加减，药用麻黄、石膏、白术、连翘、桔梗、板蓝根、白茅根、茯苓、车前子。

湿毒证：小便量少，面肢浮肿，皮肤发疮痍，舌质红，苔薄黄，脉浮数或滑数。治宜解毒利湿，方选麻黄连翘赤小豆汤合五味消毒饮加减，药用麻黄、杏仁、桑白皮、连翘、赤小豆、金银花、野菊花、蒲公英、紫花地丁、紫背天葵。

阳虚证：小便点滴，面色㿠白，畏寒怯弱，腰膝酸冷，舌质淡，苔白，脉沉细而尺弱。治宜温阳利尿，方选济生肾气丸加减，药用肉桂、附子、山茱萸、牛膝、车前子、熟地、山药、泽泻、茯苓。

阴虚证：小便量少，面色少华，腰酸膝软，头晕耳鸣，舌质红，苔薄，脉细数。治宜滋阴利水，方选左归丸加减，药用熟地、山药、山茱萸、枸杞子、牛膝、龟板胶、泽泻、茯苓、冬葵子。

阴阳两虚：小便量少，面色晦暗，神疲乏力，恶心呕吐，舌质淡苔白腻，脉细微。治宜调补阴阳，利湿泄浊，方选温脾汤加减，药用制附子、大黄、黄连、半夏、甘草、泽泻、竹茹。

（2）小便不利：多由肺脾肾气化功能失调，或湿热阻滞所致。肾小球疾病合并尿路感染，出现尿频、尿急、尿道疼痛、灼热等症，病机多为"肾虚、膀胱热"。肾虚常为气虚、阴虚，膀胱热常为膀胱湿热下注。另外，部分患者还与肝经湿热、疏泄不畅有关。

气虚证：小便不利，遇劳即发，腰酸膝软，神疲乏力，舌质淡，脉虚弱。治宜补肾益气，方选无比山药丸加减，药用山药、茯苓、泽泻、熟地、山茱萸、巴戟天、菟丝子、牛膝、五味子、蒲公英、白花蛇舌草。

阴虚证：小便不利，面色潮红，五心烦热，腰酸眩晕，舌质红，苔薄，脉细数。治宜滋阴养肾，方选知柏地黄丸加减，药用知母、黄柏、山茱萸、生地、丹皮、枸杞子、车前草、茯苓、荔枝草、白茅根。

膀胱湿热证：小便短数，灼热刺痛，溺色黄赤，舌质红，苔黄腻，脉濡数。治宜清热利湿，方选八正散加减，药用萹蓄、瞿麦、车前子、滑石、大黄、山栀、甘草梢、鸭跖草。

肝经湿热证：小便涩滞，少腹拘急胀痛，口苦呕恶，发热恶寒，舌质红，苔黄腻，脉弦数。治宜疏肝利湿，方选龙胆泻肝汤加减，药用龙胆草、泽泻、车前子、柴胡、生地、黄芩、栀子、六一散。

（3）多尿：常由肾虚气化功能失职，水液不能蒸腾上行，或由于肾虚固摄功能不足所致。治宜温肾固摄，方选缩泉丸加减，药用益智仁、天台乌药、菟丝子、龙骨、牡蛎、党参、黄芪、金樱子、川断、杜仲。

4. 尿比重

正常尿比重范围在 1.015～1.025。尿比重增高，多见"阳水"，尿比重降低，多见"阴水"。《丹溪心法》曰："若遍身肿，烦渴，小便赤涩，大便闭，此属阳水……若遍身肿不烦渴，大便溏，小便少，不赤涩，此属阴水。"若尿比重固定在 1.010 ± 0.003，称等渗尿，此属肾气衰竭，阴阳俱损。

（1）尿比重高：尿液比重增高，伴见尿量减少，肢体浮肿者，治疗宜利水消肿，方选五苓散加减，药用桂枝、白术、茯苓、猪苓、泽泻、桑白皮、大腹皮。

（2）尿比重低：尿液比重降低，伴见尿量增多，肢体浮肿者，治疗宜补气利水，方选参苓白术散加减，药用党参、白术、山药、薏苡仁、茯苓、白扁豆、砂仁、芡实、菟丝子。

（3）等渗尿：尿液比重固定不变，夜尿增多，腰酸乏力者，治疗宜补肾益气，方选右归丸加减，药用熟地、山药、山茱萸、杜仲、菟丝子、枸杞子、当归、肉桂。

（二）尿液化学和镜检的辨证施治

尿液常规理化检查结果中，对于蛋白尿、血尿的辨证施治见前文所述。管型尿、白细胞尿的辨证施治如下。

1. 管型尿

管型尿总由肾气受损，阴精结聚下流所致。常见有透明、颗粒管型，红细胞管型，白细胞管型，蜡样管型等。

（1）透明、颗粒管型：本证多由肾气亏虚、湿浊或湿热内留所致，治宜益肾利湿清热，方选大补元煎、四妙丸加减，药用人参、山药、熟地、杜仲、枸杞子、当归、山茱萸、苍术、黄柏、牛膝、薏苡仁、猫爪草。

（2）红细胞管型：本证多属于瘀血内阻于肾，治宜活血化瘀通络，方选桃红四物汤加减，药用红花、桃仁、当归、川芎、丹参、大蓟、小蓟、茜草根、白茅根、景天三七、槐花、白茅根、生蒲黄。

（3）白细胞管型：本证多属于热毒伤肾，治疗宜清热利湿解毒，方选八正散加减，药用瞿麦、扁蓄、栀子、大黄、六一散、白花蛇舌草、鸭跖草、蒲公英、车前草。

（4）蜡样管型：本证多属于肾气衰竭，湿浊中阻，治宜益肾泄浊，方选黄连温胆汤合济生肾气丸加减，药用黄连、半夏、竹前、茯苓、陈皮、大黄、牛膝、枸杞子、山茱萸、车前子、泽泻、首乌。

2. 白细胞尿

白细胞尿是指未离心尿白细胞 $>10/mm^3$，离心尿白细胞 $>8/HP$，在肾脏疾病患者见到白细胞尿常提示为感受外邪或湿热下注。感受外邪包括感受风寒、风热及皮肤疮疡、乳蛾病变等。对于白细胞尿的处理，可在辨证的基础上酌加蒲公英、鸭跖草、车前草、知母、黄柏、凤尾草。

（1）风寒证：尿检白细胞增多，恶寒多热，喉痒口不渴，舌淡苔薄白，脉浮紧。治宜疏风散寒，方选荆防败毒散加减，药用荆芥、防风、柴胡、薄荷、川芎、枳壳、茯苓、桔梗、甘草。

（2）风热证：尿检白细胞阳性，伴发热头痛，咳嗽咽燥，口渴喜饮，舌红苔黄，脉数。治宜疏风散热，方选银翘散加减，药用金银花、荆芥、山栀、连翘、菊花、桔梗、甘草、玄参、草河车。

（3）皮肤疮疡：尿中白细胞增多，伴皮肤疮疖，溃破，或有皮肤瘙痒，舌质红，苔薄黄，脉滑数。治宜解毒利湿，方选五味消毒饮加减，药用金银花、蒲公英、紫花地丁、紫背天葵、苦参、土茯苓、地肤子、丹皮、赤芍、大黄。

（4）乳蛾：白细胞尿，伴有咽痛，咽喉红肿，口渴喜饮，干咳痰少，舌质红，苔薄黄，脉浮数。治宜清热解毒利咽，方选银翘散合玄麦甘桔汤加减，药用金银花、连翘、牛蒡子、荆芥穗、桔梗、甘草、鲜芦根、玄参、麦冬、蒲公英、重楼、制僵蚕。

（5）湿热下注：白细胞尿，伴有尿频、尿急、尿痛，小溲黄赤、灼热，舌质红，苔薄黄，脉弦数。治宜清热利湿，方选导赤散加减，药用生地、六一散、淡竹茹、冬葵子、瞿麦、扁蓄、凤尾草、白花蛇舌草、鸭跖草。

（三）尿常规在治疗中的参考意义

对于肾脏疾病患者，尿常规中单纯出现蛋白尿，辨证为无邪或某些无症状性蛋白尿患者，可使用扶正法治疗。常用的扶正法是益气健脾，养阴固肾。尿常规中出现管型尿，治疗常用扶正祛邪法，扶正重视培补肾元，祛邪常用猫爪草、金钱草、路路通。尿常规中红细胞增多，提示血分之邪较重，治疗一般先用凉血止血法，药选小蓟、旱莲草、白茅根等。如效不显，继用行瘀止血法，药选生蒲黄、参三七粉、穿山甲粉等。白细胞增多，提示气分之邪较重，治疗用祛邪法，常用的祛邪药有小叶石韦、白花蛇舌草、鸭跖草、龙葵、鬼箭羽等。对于尿中红、白细胞同时出现，或蛋白尿持续不降及蛋白、红细胞下降到（＋）～微量/（0～3/HP）后，反复波动，始终不转阴性的肾炎患者，往往提示有潜在的慢性感染病灶，应进一步辨证求因，审因论治，清除感染病灶。

尿常规检查同时有蛋白、红细胞、管型、白细胞时，结合辨证。一般治疗程序：先祛邪，清除白细胞；继扶正祛邪，消管型、止红细胞、后扶正，治疗蛋白尿。一般来说，消除白细胞尿较治疗管型、红细胞、蛋白尿容易，而且通过使用清利法治疗后，随着尿中白细胞的消失，管型、红细胞、蛋白也相应减少。

虽然尿液检查可作为辨证施治的一种依据，但应当强调指出，对于肾脏疾病的辨证思路，首先应着眼于整体，其次为尿的辨证分析，最后参考尿常规检查。

六、从肾脏病理变化选择中药治疗

肾脏病理组织检查是一种创伤性诊断，可在显微镜下直观地了解肾脏的病理变化，在明确临床诊断，指导治疗方案确立，了解肾脏病预后等方面具有重要作用。一般肾活检常在肾功能正常时进行，但在肾功能不全须明确病理损害，进一步采取治疗措施时，在严密观察及完善肾穿刺准备的情况下，可进行肾活检。在探讨中医辨证与肾脏病理变化的关系中，目前较为一致的观点是：慢性肾炎中脾肾气虚型多见于微小病变型，脾肾阳虚型以膜性肾病及膜增生性肾炎为多，气阴两虚型以系膜增生性及硬化性肾炎为主。而在肾功能损害的病理中，常见新月体形成、毛血管袢坏死、肾间质小管萎缩等病变，此种病理改变与中医湿热、瘀血等病理因素关系较密切。结合肾脏病理变化选择用药，将宏观与微观相结合，可明显提高临床治疗效果。根据肾脏的基本病理变化选择用药经验如下。

（1）肾小球内细胞成分增多：宜清、宜利、宜凉血活血，常用车前草、黄柏、荔枝草、凤尾草、丹皮、赤芍、白花蛇舌草。

（2）新月体：节段性新月体，新月体成分以细胞性、纤维性为主时，宜清热解毒，凉血活血，常用雷公藤、火把花根、青风藤、猫爪草、小青草。若见环状体，成分为纤维性时，宜补益肾元，活血化瘀，常用冬虫夏草、紫河车、菟丝子、山萸肉、赤芍、泽兰、川芎、益母草。

（3）系膜增生：系膜细胞增生，以清利为主，常用山慈菇、龙葵、虎杖、蜀羊泉、凤尾草、白花蛇舌草。系膜基质增生，以益肾活血为主，常用淫羊藿、鹿衔草、马鞭草、全蝎、川芎、赤芍、益母草。

（4）肾小囊病变：常见肾小囊粘连，新月体填塞，囊壁断裂等，宜清利活血，常用半边莲、荔枝草、凤尾草、白花蛇舌草、小青草。

（5）肾小球基膜病变：肾小球基膜均质性增厚，多见肾虚瘀阻，宜益肾活血，方药选淫羊藿、仙茅、山萸肉、丹皮、丹参、桃仁、红花、益母草，可静滴黄芪针剂。若免疫复合物或特殊蛋白物质沿肾小球毛细血管袢沉积引起基膜增厚，宜清热解毒，凉血活血，常选雷公藤、火把花根、昆明山海棠、地龙、水蛭、制僵蚕、全蝎等。

（6）肾小球毛细血管袢病变：肾小球毛细血管袢堵塞，宜活血通络，方药常选桃红四物汤。肾小球毛细血管内中性粒细胞浸润宜清热利湿，常用猫爪草、石韦、半边莲、小青草、虎杖、蜀羊泉、薏苡仁根，亦可选用雷公藤。

（7）肾小球硬化或纤维化：宜益肾软坚，活血通络，常用冬虫夏草、菟丝子、紫河车、山萸肉、海藻、制大黄、生牡蛎、鲍鱼、五灵脂、生山楂、泽兰、路路通、益母草，成药如大黄䗪虫丸也可用。

（8）肾小管—间质病变：肾小管萎缩，间质纤维化治疗同肾小球硬化或纤维化。不同点为可结合原发病加入清利药物，如车前草、六月雪、蒲公英等。间质细胞浸润、管型，常用益肾清利药，如黄柏、知母、泽泻、车前草、土茯苓、虎杖、蜀羊泉、猫爪草等。

第七章 骨伤科病证

第一节 颈椎病

颈椎病又称颈椎综合征，是指颈椎间盘退变及其继发性改变刺激或压迫邻近组织（如神经根、脊髓、椎动脉、交感神经等），引起各种症状和体征的一组症候群。中医称为"项痹"。

一、历史沿革

"项痹"属"痹证"范畴。古代医家很早就对"痹证"做了详细的观察和记载，《黄帝内经·素问·痹论》篇对其病因、发病原理、证候分类及其演变等均有论述，奠定了中医认识"痹证"的理论基础。如论病因说："所谓痹者，各以其时，重感于风寒湿之气也"。论证候分类说："寒气胜者为痛痹；湿气胜者为着痹也。"《诸病源候论·风痹候》说："痹者，风寒湿三气杂至，合而为痹，其状肌肉顽厚，或疼痛，由人体虚，腠理开，故受风邪也。"该书"风湿痹候"一节中说：风湿痹"由血气虚，则受风湿，而成此病"。宋代陈无择在《三因极一病证方论》中总结了前人的经验，并对病因做了新的论述，提出了三因致痹学说，始以六淫邪气为"外所因"，情志所伤为"内所因"，而饮食劳倦、跌仆金刃及虫兽所伤等则为"不内外因"。陈氏对痹证的病因病机认识比较全面，至今仍有参考价值。

二、病因病机

项部感受风寒、痹阻经脉，或劳作过度、外伤，损及筋脉，气滞血瘀，"不通则痛"；年老肝血亏虚、肾精不足，致筋骨失养，"不荣则痛"。

三、临床表现及诊断

（一）临床表现

1. 颈型颈椎病

（1）颈项强直、疼痛，可有整个肩背疼痛发僵，不能做点头、仰头及转头活动，呈斜颈姿势；需要转颈时，躯干必须同时转动，也可出现头晕的症状。

（2）少数患者可出现反射性肩臂手疼痛、胀麻，咳嗽或打喷嚏时症状不加重。

临床检查：急性期颈椎活动绝对受限，颈椎各方向活动范围近于 0°；颈椎旁肌、$T_1 \sim T_7$ 旁或斜方肌、胸锁乳头肌有压痛，冈上肌、冈下肌也可有压痛；如有继发性前斜角肌痉挛，可在胸锁乳头肌内侧，相当于 $C_3 \sim C_6$ 横突水平，打到痉挛的肌肉，稍用力压迫，即可出现肩、臂、手放射性疼痛。

2. 神经根型颈椎病

（1）颈痛和颈部发僵，常是最早出现的症状；有些患者还有肩部及肩胛骨内侧缘疼痛。

（2）上肢放射性疼痛或麻木，这种疼痛和麻木沿着受累神经根的走行和支配区放射，具有特征性，因此称为根型疼痛；疼痛或麻木可呈发作性，也可呈持续性，有时症状的出现与缓解和患者颈部的位置及姿势有明显关系；颈部活动、咳嗽、喷嚏、用力及深呼吸等，可以造成症状的加重。

（3）患侧上肢感觉沉重、握力减退，有时出现持物坠落，可有血管运动神经的症状，如手部肿胀等，晚期可以出现肌肉萎缩。

临床检查：颈部僵直、活动受限；患侧颈部肌肉紧张，棘突、棘突旁、肩胛骨内侧缘及受累神经根所支配的肌肉有压痛；椎间孔部位出现压痛并伴上肢放射性疼痛或麻木、或者使原有症状加重具有定位意义；椎间孔挤压试验阳性，臂丛神经牵拉试验阳性；仔细、全面的神经系统检查有助于定位诊断。

3. 脊髓型颈椎病

（1）多数患者首先出现一侧或双侧下肢麻木、沉重感，随后逐渐出现行走困难，下肢各组肌肉发紧、抬步慢，不能快走；继而出现上下楼梯时需要借助上肢扶着拉手才能登上台阶；严重者步态不稳、行走困难。患者双脚有踩棉感。有些患者起病隐匿，往往是自己想追赶即将驶离的公共汽车，却突然发现双腿不能快走。

（2）出现一侧或双侧上肢麻木、疼痛，双手无力、不灵活，写字、系扣、持筷等精细动作难以完成，持物易落。严重者甚至不能自己进食。

（3）躯干部出现感觉异常，患者常感觉在胸部、腹部或双下肢有如皮带样的捆绑感，称为"束带感"；同时下肢可有烧灼感、冰凉感。

（4）部分患者出现膀胱和直肠功能障碍，如排尿无力、尿频、尿急、尿不尽、尿失禁或尿潴留等排尿障碍，大便秘结，性功能减退。

病情进一步发展，患者须拄拐或借助他人搀扶才能行走，直至出现双下肢呈痉挛性瘫痪，卧床不起，生活不能自理。

临床检查：颈部多无体征。上肢或躯干部出现节段性分布的浅感觉障碍区，深感觉多正常，肌力下降，双手握力下降。四肢肌张力增高，可有折刀感；腱反射活跃或亢进：包括肱二头肌、肱三头肌、桡骨膜、膝腱、跟腱反射；髌阵挛和踝阵挛阳性。病理反射阳性：如上肢 Hoffmann 征、Rossolimo 征、下肢 Barbinski 征、Chacdack 征。浅反射如腹壁反射、提睾反射减弱或消失。如果上肢腱反射减弱或消失，提示病损在该神经节段水平。

4. 交感型颈椎病

（1）头部症状，如头晕或眩晕、头痛或偏头痛、头沉、枕部痛，睡眠欠佳、记忆力减退、注意力不易集中等；偶有因头晕而跌倒者。

（2）眼耳鼻喉部症状，眼胀、干涩或多泪、视力变化、视物不清、眼前好像有雾等；耳鸣、耳堵、听力下降；鼻塞、过敏性鼻炎，咽部异物感、口干、声带疲劳等；味觉改变等。

（3）胃肠道症状，恶心甚至呕吐、腹胀、腹泻、消化不良、嗳气及咽部异物感等。

（4）心血管症状，心悸、胸闷、心率变化、心律失常、血压变化等。

（5）面部或某一肢体多汗、无汗、畏寒或发热，有时感觉疼痛、麻木但是又不按神经节段或走行分布。

以上症状往往与颈部活动有明显关系，坐位或站立时加重，卧位时减轻或消失。颈部活动多、长时间低头、在电脑前工作时间过长或劳累时明显，休息后好转。

临床检查：颈部活动多正常、颈椎棘突间或椎旁小关节周围的软组织压痛。有时还可伴有心率、心律、血压等的变化。

5. 椎动脉型颈椎病

（1）发作性眩晕，复视伴有眼震；有时伴随恶心、呕吐、耳鸣或听力下降，这些症状与颈部位置改变有关。

（2）下肢突然无力猝倒，但是意识清醒，多在头颈处于某一位置时发生。

（3）偶有肢体麻木、感觉异常；可出现一过性瘫痪，发作性昏迷。

（二）临床诊断标准

（1）颈型颈椎病：具有典型的落枕史及上述颈项部症状体征；影像学检查可正常或仅有生理曲度改变或轻度椎间隙狭窄，少有骨赘形成。

（2）神经根型颈椎病：具有根性分布的症状（如麻木、疼痛）和体征；椎间孔挤压试验和（或）臂丛牵拉试验阳性；影像学所见与临床表现基本相符合；排除颈椎外病变（如胸廓出口综合征、网球肘、腕管综合征、肘管综合征、肩周炎、肱二头肌长头腱鞘炎等）所致的疼痛。

（3）脊髓型颈椎病：出现颈脊髓损害的临床表现；影像学显示颈椎退行性改变、颈椎管狭窄，并证实存在与临床表现相符合的颈脊髓压迫；除外进行性肌萎缩性脊髓侧索硬化症、脊髓肿瘤、脊髓损伤、继发性粘连性蛛网膜炎、多发性末梢神经炎等。

（4）交感型颈椎病：诊断较难，目前尚缺乏客观的诊断指标。出现交感神经功能紊乱的临床表现、影像学显示颈椎节段性不稳定。对部分症状不典型的患者，如果行星状神经节结封闭或颈椎高位硬膜外封闭后，症状有所减轻，则有助于诊断。除外其他原因所致的眩晕。

耳源性眩晕：由于内耳出现前庭功能障碍，导致眩晕。如梅尼埃病、耳内听动脉栓塞等。

眼源性眩晕：屈光不正、青光眼等眼科疾病。

脑源性眩晕：因动脉粥样硬化造成椎—基底动脉供血不全、腔隙性脑梗死；脑部肿瘤；脑外伤后遗症等。

血管源性眩晕：椎动脉的 V_1 和 V_3 段狭窄导致椎—基底动脉供血不全；高血压、冠心病、嗜铬细胞瘤等。

其他原因：糖尿病、神经官能症、过度劳累、长期睡眠不足等。

（5）椎动脉型颈椎病：曾有猝倒发作并伴有颈性眩晕；旋颈试验阳性；影像学显示节段性不稳定或钩椎关节增生；除外其他原因导致的眩晕；颈部运动试验阳性。

临床诊断标准和影像检查如 X 线、颈部 MRI、经颅多普勒等可确诊。

四、辨证要点

（1）辨经络归属：后项部疼痛者属太阳经；后项正中疼痛者属督脉；颈项侧后方疼痛者属少阳经；颈项侧部疼痛者属阳明经。

（2）辨虚实：畏风恶寒，遇风寒痛增，得温痛减为风寒内侵；有颈部外伤或劳作过度史，痛如针刺，疼痛拒按为气滞血瘀；劳累加重，或伴头晕目眩，四肢乏力者为肝肾不足。

五、治疗

1. 针灸治疗

（1）毫针治疗

治疗原则：通经止痛。

主穴：以颈夹脊穴、阿是穴、三阳经经穴为主。双侧颈夹脊穴、阿是穴、天柱、风池、合谷、外关、后溪。

刺灸方法：毫针泻法。阿是穴刺络放血。

配穴：风寒内侵者，加大椎、合谷、列缺；气滞血瘀者，加膈俞，阿是穴和膈俞刺络放血；肝肾不足者，加肝俞、肾俞、太溪、悬钟；眩晕头痛者，加百会、四神聪；恶心、呕吐者，加中脘、内关；上肢麻、痛者，加合谷、手三里、外关、养老。

（2）挑针疗法：取百劳、大椎、肩井；杼、膈俞，用钩状挑治针挑刺，挑断皮下纤维组织。以上两组穴位交替使用，每周治疗1次。

2. 中药治疗

（1）风寒湿痹：疏风散寒，祛湿通络。羌活胜湿汤加减。

（2）气滞血瘀：行气活血，化瘀通络。身痛逐瘀汤加减。

（3）痰湿阻络：健脾化湿，祛痰通络。二陈汤合身痛逐瘀汤加减。

（4）湿热阻滞：清热祛湿通络。瓜蒌桂枝汤合温胆汤加减。

（5）肝肾不足：补益肝肾。偏阳虚用右归丸，偏阴虚用左归丸。

（6）气血亏虚：益气养血。黄芪桂枝五物汤加减。

3. 物理因子治疗

常用治疗方法：直流电离子导入疗法、低频调制的中频电疗法、超短波疗法、超声波疗法等。

4. 牵引治疗

有助于解除颈部肌肉痉挛，使肌肉放松，缓解疼痛；松解软组织粘连，牵伸挛缩的关节囊和韧带；改善或恢复颈椎的正常生理弯曲；使椎间孔增大，解除神经根的刺激和压迫；拉大椎间隙，减轻椎间盘内压力。调整小关节的微细异常改变，使关节嵌顿的滑膜或关节突关节的错位得到复位。注意牵引方式、角度、重量和时间。

5. 手术治疗

解除由椎间盘突出、骨赘形成或韧带钙化所致对脊髓或血管的严重压迫及重建颈椎的稳定性。脊髓型颈椎病一旦确诊，经非手术治疗无效且病情日益加重者应当积极手术治疗；神经根型颈椎病症状重、影响患者生活和工作或出现了肌肉运动障碍者；非手术治疗无效或疗效不巩固、反复发作的其他各型颈椎病，应考虑行手术治疗。必须严格掌握微创治疗（如髓核溶解、经皮切吸、PLDD、射频消融等）的适应证。

六、预后

颈椎病预后一般较好。但病情易反复，应加强预防性治疗。神经根型颈椎病如出现肌肉萎缩治疗效果较差；椎动脉型颈椎病如椎-基底动脉供血不足引起脑干、延髓损害预后不良；重度脊髓型颈椎病预后差。针灸治疗颈型、神经根型、椎动脉型、交感型和轻、中度脊髓型颈椎病效果良好，能够有效改善神经根水肿、椎动脉供血，增强颈椎的稳定性、颈背肌肌力。

七、预防和调护

选用合适的枕头，枕头应柔软，高度以压缩后略高于自己拳头10～15cm为宜；长期伏案或低头工作者应注重颈部保健。

第二节　肩凝症

引起肩关节僵硬的粘连性关节囊炎，表现为肩关节周围酸重疼痛、肩关节各个方向主动和被动活动度降低，影像学检查除骨量减少外无明显异常。又称为"漏肩风""肩凝症""冻结肩""五十肩"。属于西医的肩关节周围炎范畴，简称肩周炎。

一、历史沿革

痹之病名首见于《黄帝内经》。《黄帝内经·素问·痹论》指出"风、寒、湿三气杂至，合而为痹。其风气胜者为行痹，寒气胜者为痛痹，湿气胜者为着痹也。"《针灸甲乙经》中对："肩痛不可举"，应用天容、秉风、肩井、巨骨、肩髎等治疗。《针灸大成》："肩痹痛，肩髃、天井、曲池、阳谷、关冲。"《备急千金要方》中除应用局部腧穴、循经取远端阳谷、前谷、养老，亦云："肩内麻木，天井主之。肩不可举，不能带衣，清冷渊主之……肩痛不可自带衣，臂腕外侧痛不举，阳谷主之。臂不可举，头项痛，咽肿不可咽，前谷主之。肩痛欲折，如拔，手不能自上下，养老主之。"古人将肩痹的病因和不同的疼痛部位及性质做出详尽阐述和针刺方法。《针灸甲乙经》《针灸资生经》《针灸大成》《备急千金要方》等对肩痹的治疗多有论述，其取穴包括天容、秉风、肩髃、天井、曲池、清冷渊等局部腧穴，亦包括循经取阳谷、前谷、养老等远端腧穴。其治疗方案至今广泛应用。

二、病因病机

手三阳经及手太阴经分别循行于肩前、肩外、肩后及肩内侧，肩部感受风寒，气血闭阻；或劳作过度、外伤，损及筋脉，气滞血瘀；或年老气血不足，筋脉失养，皆可使肩部筋脉气血不利，不通则痛或不荣则痛。

三、临床表现及诊断

1. 临床表现

（1）肩部疼痛：早期呈阵发性、慢性发作，后疼痛逐渐加剧或呈钝痛或刀割样痛；昼轻夜重尤其不能向患侧卧，气候变化或劳累后疼痛明显；当肩部受到碰撞或牵拉时常引起撕裂样剧痛。

（2）肩关节活动受限：肩关节向各方向活动受限，以上举、外展、外旋、后伸更为明显，特别是梳头、穿衣、洗脸、叉腰等动作均难以完成，严重时牵扯肘关节功能受影响，手臂后伸时不能完成屈肘动作。

（3）压痛：多数患者在肩关节周围可触及明显压痛点，大多在肱二头肌长头腱沟、肩峰下滑囊、喙突、冈上肌附着点等处，少数呈肩周软组织广泛性压痛，无压痛点者少见。

（4）肌肉痉挛与萎缩：三角肌、冈上肌等肩周围肌肉早期可出现痉挛，后期可发生失用性肌萎缩，出现肩峰突起，上举不便，后弯不利等症状，当出现肌肉萎缩时疼痛反而会减轻。

（5）怕冷：患肩怕冷，即使在暑天，肩部也不敢吹风受凉。

2. 诊断要点

（1）中老年，常有风湿寒邪侵袭史或外伤史。

（2）肩部疼痛及活动痛，夜间加重，可放射到手，但无感觉异常。

（3）肩关节活动受限，上举、外展、外旋、后伸受限尤为明显。

（4）肩周压痛，特别是肱二头肌长头腱沟。

（5）肩周肌肉痉挛或肌萎缩。

（6）X线及化验检查一般无异常发现。

四、辨证要点

（1）辨病程：早期以疼痛为主，后期以功能障碍为主。

（2）辨经络：以肩前后伸疼痛者属太阴经证；以肩外旋疼痛并有三角肌压痛者属阳明、少阳经证；以肩背屈疼痛者为太阳经证。

五、治疗

1.针灸治疗

（1）毫针

治疗原则：舒筋通络，活血止痛。

主方：以局部经穴、阿是穴为主。肩髃、肩贞、肩前、阿是穴、阳陵泉。

刺灸方法：肩髃、肩贞、肩前（肩三针）均用2寸毫针施捻转提插结合平补平泻法，阿是穴行阻力针法，阳陵泉用1.5寸毫针直刺，施捻转泻法。

配穴：条口透承山，用3寸毫针施提插泻法；太阴经者，加尺泽、阴陵泉；阳明、少阳经者，加手三里、外关；太阳经者，加后溪、昆仑。

（2）刺络拔罐：取肩部痛点以三棱针点刺2～3针致少量出血，再加以火罐，令出血2～3mL，使瘀血拔出，祛瘀生新，每周2次。

（3）耳针疗法：取肩点透刺达颈椎点，留针期间嘱患者主动运动患肩。

（4）小针刀疗法：根据功能受限情况取穴。

（5）平衡针：取健侧中平穴（足三里下1寸）。

2.中药治疗

可采用活血化瘀止痛的中药洗剂予热敷或熏蒸等外用方法治疗，如红花、三棱、莪术、生川乌、生草乌等。

3.西医治疗

非甾体消炎药：在关节剧痛情况下，可小量应用阿司匹林、吲哚美辛等，缓解后即停用。

六、预后

本病预后良好。针灸治疗肩关节周围炎有显著疗效，大部分患者可治愈。

七、预防和调护

中老年人增加自主运动锻炼，每日做四肢关节伸展运动，如体操、跳舞等。注意局部保暖，避免风寒侵袭，勿过劳，预防肩关节周围炎的发生。

第三节 肘劳

因急、慢性损伤造成的无菌性炎症，以肘部疼痛、关节活动障碍为主症的一类病证，其中慢性损伤引起者较常见。本病属于中医学"伤筋""痹证"范畴，相当于西医学的肱骨外上髁炎、肱骨内上髁炎、尺骨鹰嘴滑囊炎、桡肱关节滑囊炎、旋后肌综合征和肘关节骨化性肌炎等疾病。本节重点讨论肱骨外上髁炎、肱骨内上髁炎、尺骨鹰嘴滑囊炎。

一、历史沿革

早在 2000 年前，马王堆汉墓帛书《足臂十一脉灸经》中即有"伤筋"之病名，到隋唐时期，伤筋已形成独立的病证概念。《黄帝内经》记载："地之湿气，感则害皮肉筋脉""风伤筋，燥胜风""积寒留舍，荣卫不居，卷肉缩筋，肋肘不得伸""虚邪之中人也……搏于筋，则为筋挛……"，认为伤筋与外感、内伤等多个因素相关。《黄帝内经·素问·痹论》言："痹……其留连筋骨者疼久……在于筋则屈不伸。"《黄帝内经·素问·长刺节论》篇云："病在筋，筋挛节痛，不可以行，名曰筋痹，刺筋上为故，刺分肉间，不可中骨也，病起筋炅病已止。"病邪在筋，致筋挛节痛、屈伸不利而为筋痹，治疗当刺其筋上，已后止针。

二、病因病机

肘为诸筋之会，手三阳经和手三阴经均循行于此。本病好发于前臂劳动强度较大的中、老年人，与职业有密切关系。多由气血虚弱、血不荣筋、肌肉失去温煦、筋骨失去濡养，加上劳伤积损，兼有外邪侵袭，伤及肘部筋脉，筋脉损伤则气血凝滞而发病。

三、临床表现及诊断

1. 肱骨外上髁炎

多见于长期从事某些须反复屈伸腕关节、伸指、前臂旋转活动的中年人。

（1）临床表现：患病多在活动最频繁的一侧，以肘关节外侧疼痛为主症，症状往往逐渐出现，开始是做某一动作或用力不当而诱发肘外侧疾病，休息后缓解，以后疼痛为持续性，轻者不敢拧毛巾，重者可突然手软而出现失手，部分患者有向上臂、前臂及腕部的放射痛。

（2）诊断要点：①职业：从事前臂劳动强度较大的工作。②既往史：劳损史，寒凉史，部分有外伤史。③症状：肘关节外侧疼痛，端物、拧衣服时疼痛加重。④查体：肱骨外上髁处隆起，扪之有豌豆大小筋结，压痛明显，前臂伸肌牵拉试验（Mills 征）（＋）。⑤X 线摄片：无异常表现。

2. 肱骨内上髁炎

多为慢性损伤引起，患者以从事前臂旋外、屈腕运动为主者，如纺织工、矿工、泥瓦工和网球运动员、高尔夫球运动员等，亦可见于揉面劳动者。

（1）临床表现：多数起病缓慢，少数可有多次急性肘关节内侧牵拉损伤史。临床表现见肘内侧骨突部疼痛，活动则疼痛加重，不能提重物，拧衣服等前臂旋前屈腕动作时疼痛加重，疼痛可向前臂掌侧扩散。

（2）诊断要点：①职业：从事前臂劳动强度较大的工作；②既往史：肘关节内侧牵拉劳损史，寒凉史，部分有外伤史；③症状：肘关节内侧疼痛，屈腕旋前时疼痛加重；④查体：肱骨内上髁处压痛，前臂屈肌群抗阻力试验（＋）；⑤X 线摄片：无异常表现。

3. 尺骨鹰嘴滑囊炎

尺骨鹰嘴滑囊炎又称肘后滑囊炎，本病好发于矿工、学生、家庭主妇等。

（1）临床表现：急性患者可有局部损伤史，伤后出现肘后疼痛、肿胀，局部压痛及波动感。慢性患者在急性发作期可见肘后增大，张力增高，肘后疼痛，伸屈尤甚，皮温增高；也可在反复劳损后偶然发现肘后肿物，有压痛，推之可移动。

（2）诊断要点：①职业：从事前臂劳动强度较大的工作。②既往史：肘后牵拉劳损史，寒凉史，部分有外伤史。③症状：肘后疼痛，伸屈不利。④查体：肘关节后方可触及囊样肿物，质软，有移动感、波动感，并有轻度压痛；穿刺可抽出无色透明的黏液或血性液体。⑤X线片：无异常表现。

常见肘劳疾病的鉴别诊断见表7-1。

表 7-1　常见肘劳疾病的鉴别诊断

病名	压痛点位置	是否可触及囊性肿物	查体
肱骨外上髁炎	肱骨外上髁	否	前臂伸肌牵拉试验（Mills征）（＋）
肱骨内上髁炎	肱骨内上髁	否	前臂屈肌群抗阻力试验（＋）
尺骨鹰嘴滑囊炎	肘关节后方	是	无
桡肱关节滑囊炎	桡肱关节	是	前臂伸肌牵拉试验（Mills征）（－）

四、辨证要点

1. 辨经络

肱骨外上髁痛，属手阳明经肘劳，见于肱骨外上髁炎；肱骨内上髁痛，属手少阳经，见于肱骨内上髁炎；肘后尺骨鹰嘴部痛，属手少阴经，见于尺骨鹰嘴滑囊炎。

2. 辨外感、内伤

（1）外感肘劳（或邪实肘劳）：症见肘部酸痛麻木，屈伸不利，遇寒则加重，得温则痛减，舌苔薄白或白滑，脉弦紧或浮紧，属风寒阻络型；症见肘部疼痛，有热感，局部压痛较明显，活动后疼痛减轻，伴有口渴不欲饮，舌苔黄腻，脉濡数，属湿热内蕴型。

（2）内伤肘劳（或正虚肘劳）：症见起病时间较长，肘部酸痛反复发作，持物无力，喜按，兼有少气懒言，面色苍白，舌淡苔白，脉沉细。

五、治疗

（一）外治法治疗

1. 肱骨外上髁炎

（1）毫针：①治疗原则，通经活络止痛。②取穴，以手阳明胃经经穴和阿是穴为主；阿是穴、手五里、曲池、合谷。③刺灸方法，毫针针刺，阿是穴、手五里、曲池、合谷捻转泻法；阿是穴可三棱针点刺放血。

（2）耳针疗法：选取耳穴中的肘关节、肾上腺、顶叶等处，毫针刺、埋针或王不留行子贴压。

（3）艾灸疗法：选取阿是穴和曲池、肘髎、手三里、外关、合谷五穴，行隔姜灸。也可取阿是穴和曲池、肘髎二穴，将斑蝥适量研末，施发疱灸。

（4）针刀疗法：用小针刀将桡神经的关节支切断，可起到良好止痛作用。

（5）中药外治疗法：疼痛剧烈，局部有热感者以定痛膏或奇正消痛贴局部外敷。气血亏虚者以五加皮汤熏洗，伴有风寒湿者以八仙逍遥汤熏洗。

2.肱骨内上髁炎

（1）毫针。①治疗原则：通经活络止痛。②取穴：阿是穴、足临泣、太冲、合谷。③刺灸方法：1寸毫针针刺，阿是穴、足临泣、太冲、合谷捻转泻法；阿是穴可三棱针点刺放血。

（2）耳针疗法：选取相应敏感点、皮质下、神门、肾上腺等处，毫针刺。

（3）艾灸疗法：选取阿是穴，艾条温和灸，或隔姜艾炷灸。

（4）中药外治疗法：急性期用奇正消痛贴、消瘀膏或三色敷药外敷。疼痛减轻后可改用上肢损伤洗方水煎热熨。

3.尺骨鹰嘴滑囊炎

（1）毫针：①治疗原则，通经活络止痛。②取穴，阿是穴（或天井）、清冷渊、太冲、合谷。③刺灸方法，毫针针刺，阿是穴（或天井）、清冷渊、太冲、合谷捻转泻法；阿是穴可三棱针点刺放血。

（2）中药外治疗法：有明显外伤史者，可外敷乌龙膏、奇正消痛贴等。慢性发病者，可用海桐皮汤熏洗。

（3）膏摩疗法：按揉局部后，涂搽扶他林乳胶，透热为度，同时配合做肘关节屈伸运动。

（二）中药治疗

（1）风寒阻络：祛风散寒，通络止痛。蠲痹汤（《杨氏家藏方》）加减。

（2）湿热内蕴：清热除湿，通络止痛。加味二妙散（《丹溪心法》）加减。

（3）气血亏虚：补气养血，荣筋止痛。当归鸡血藤汤（经验方）加减。

（三）西医治疗

（1）保守治疗：相对性休息，局部冰敷，NSAIDS类如阿司匹林、吲哚美辛等药物，局部封闭治疗，使用支具。

（2）手术治疗：病史长、非手术治疗无效等情况，可考虑手术治疗。

六、预后

肘关节是人体活动重要部位，积极早期治疗，并因疼痛而影响功能活动致关节僵硬乃致畸形。针刺治疗肘劳有较好效果，一般预后较好。

七、预防和调护

防止上肢固定姿势过长及避免寒邪侵袭和预防外伤是防止肘劳发生的关键，也是已患本病者的调护重点。

第四节　扭伤

扭伤是指间接暴力导致关节发生超出生理范围的活动，使肌肉、肌腱、韧带、筋膜或关节囊引起撕裂或断裂，而无骨折、脱臼、皮肉破损等。扭伤多发生于关节部位，属于中医学"伤筋"范畴。

一、历史沿革

因扭伤的关节部位不同，历代医籍中对扭伤的论述以"筋伤""腰痛"等为名，对其病因多认为与外伤有关。如宋代赵佶《圣济总录·倒仆�损》言："论曰或因乘马车，或登陟危险，误多倒仆。轻则蹉跌，筋脉蹴损，不能伸屈……"清代吴谦《医宗金鉴·正骨心法要旨·腰痛》曰："……损伤腰痛、脊痛之症，或因坠堕，或因打仆，瘀血留于太阳经中所致。"至于其病机，明代朱橚《普济方·折伤门·总论》认为"若因伤折，内动经络，血行之道不得宣通，瘀积不散，则为肿为痛"，即为经络不通、血瘀阻滞。

二、病因病机

多由剧烈运动或负重不当、跌倒闪挫、牵拉及过度扭转等原因，使关节超越正常活动范围，引起筋脉及关节损伤，气血壅滞于局部，经气运行受阻，而致局部肿胀疼痛，甚至关节活动受限。

三、临床表现及诊断

1. 肩关节扭伤

肩关节扭伤是因外力打击或扭转引起肩部韧带、肌肉等组织的损伤，出现以肩部疼痛合并活动障碍为主要症状的一类病症，属于中医骨伤科的"肩部筋伤"范畴。肩关节扭伤诊断标准如下：

（1）有明确的肩部扭伤史。

（2）可发生于任何年龄，部位多在肩部上方或外侧，并以闭合伤为其特点。

（3）肩关节局部瘀肿，疼痛，功能障碍。

（4）X线摄片：排除肩关节骨折。

2. 距小腿关节扭伤

在上下台阶时，或在高低不平的路上行走，距小腿关节处于跖屈位，遭受内翻或外翻暴力时，使踝部韧带过度牵拉，导致韧带部分损伤或完全断裂，也可导致韧带被拉长，撕脱骨折、距小腿关节或胫腓下关节半脱位、全脱位。踝扭伤诊断标准如下：

（1）有明确的踝部扭伤史或挫伤史。

（2）损伤后出现距小腿关节疼痛，局部肿胀，皮下瘀斑，关节功能受限，伴跛行。

（3）局部压痛明显，有瘀斑。若内翻扭伤者，将足做内翻动作时，外踝前下方剧痛；若外翻扭伤者，将足做外翻动作时，内踝前下方剧痛。

（4）严重损伤者，在韧带断裂处可摸到有凹陷，甚至可摸到移位的关节面。

（5）距小腿关节正侧位X线摄片检查：未见骨折。

（6）足踝部软组织损伤程度可分为三度。I度：仅在外侧有肿胀、压痛。II度：内、外侧均有肿胀和压痛。III度：有韧带不完全断裂或完全断裂者。

四、辨证要点

（1）辨经络：如急性腰扭伤可分为足太阳型、足少阳型、督脉型和带脉型。肩关节扭伤可分为手太阴型、手阳明型、手少阳型、手太阳型。距小腿关节扭伤可分为足少阳型、足太阴型。

（2）辨病程：扭伤急性期局部肿胀，疼痛拒按，功能受限，或见瘀血斑。舌质暗或有瘀斑，苔白或薄黄，脉弦或细涩为气滞血瘀。扭伤后关节部位板滞疼痛，有灼热感，可伴腹部胀痛，大便秘结，尿黄赤。舌苔黄腻，脉濡数为湿热内蕴。扭伤后期，以伤损关节附近酸胀痛为主，有沉重感，遇风寒则疼痛加重，得温则疼痛减轻。舌质淡，苔薄白或腻，脉紧为寒湿侵袭。关节持续隐痛，轻度肿胀，或可触及硬结，关节活动乏力。舌淡，苔薄，脉弦细为筋脉失养。

五、治疗

1. 针灸治疗

（1）毫针

治疗原则：通经活络、消肿止痛。

主方：①肩部，阿是穴、肩髃、肩贞、肩前；②肘部，阿是穴、曲池、小海、天井；③腕部，阿是穴、阳溪、阳池、阳谷；④腰部，阿是穴、肾俞、腰阳关、腰眼、委中；⑤髋部，阿是穴、环跳、秩边、承扶；⑥踝部，阿是穴、申脉、丘墟、解溪；⑦膝部，阿是穴、膝眼、膝阳关、梁丘。

刺灸方法：毫针泻法，阿是穴刺络拔罐，陈旧性损伤可酌情在针刺的基础上加灸。在远端部位行针时，应配合做扭伤部位的活动。

配穴：腰部正中疼痛者，加人中、后溪；如腰部一侧或两侧疼痛者，加手三里、三间；膝内侧扭伤者，加血海、阴陵泉。还可应用取手足同名经取穴法，即距小腿关节与腕关节对应，膝关节与肘关节对应，髋关节与肩关节对应。如距小腿关节昆仑、申脉扭伤，病在足太阳经，可取对侧腕关节手太阳养老穴、阳谷穴处寻找最明显压痛的穴位针刺。

（2）耳针疗法：相应部位敏感点，神门，毫针中强度刺激。

2. 中药治疗

（1）内服药：①气滞血瘀证，活血化瘀，消肿止痛，七厘散或桃红四物汤加味。②筋脉失养证，养血壮筋，补肾壮筋汤或壮筋养血汤加减。

（2）外用药：局部瘀肿热痛者，可用双柏散、消炎散外敷，如无瘀肿仅有疼痛者，则可用狗皮膏、伤科膏药、伤湿止痛膏外贴。亦可用外涂药物如跌打万花油、活血酒、红花酒精等。

六、预后

经及时治疗者，95％以上可完全愈合而不遗留有任何后遗症。治疗不当则易转为慢性劳损性疼痛，主要是由撕裂伤处愈合不良、瘢痕过多及肌肉松弛等因素引起。也可遗留关节不稳，易再次或多次损伤。针灸治疗扭伤疗效确切，越早治疗预后越佳。

七、预防和调护

劳动（运动）前做充分的准备工作，以减少意外的发生；掌握体育训练（锻炼）中的要领，动作要量力而行，做好关节保护；在扭伤急性期要把握 5 个原则，即保护患处、适度休息、冰敷、压迫患处及抬高患处，24～48 小时后再改用热敷；病程长者要注意局部护理，运动要适度，避免再度损伤。局部注意保暖，避免风寒湿之邪侵袭。

第五节　腱鞘囊肿

腱鞘囊肿是发生于关节或腱鞘内的囊性肿物，内含有无色透明或呈微白色、淡黄色的浓稠黏液。任何年龄均可发病，以青年和中年多见，女性多于男性。西医学认为本病多与关节或腱鞘部的慢性劳损、机械性刺激、外伤等因素造成滑膜腔内滑液增多而形成囊性疝出，或结缔组织退行性变有关。中医称"筋结""筋瘤"等。

一、历史沿革

本病属"筋伤"范畴，《诸病源候论》提出了腕伤病的病候。《儒门事亲》载有："一女子未嫁，年十八，两手背皆有瘤，一类鸡距，一类角丸，腕不能钏，向明望之，如桃胶然。以针十字刺破，按出黄胶脓三两匙，立平，瘤核更不再作。"指出了本病的症状和治疗。《针灸资生经·腕劳》："曲池、腕骨等，主筋急……列缺、疗腕劳。"《类经图翼》卷十一："足腕肿痛，解溪、丘墟。"指出腕踝损伤的针灸选穴。

二、病因病机

本病多因患部关节过度活动、反复持重、经久站立等，劳伤经筋，以致气津运行不畅，凝滞筋脉而成。

三、临床表现及诊断

腱鞘囊肿于腕关节背侧最常见，亦可发生于腕关节掌侧，距小腿关节背面，指、趾背面与掌面等部位。起势较快，增长缓慢，多无不适症状，少数有局部胀痛。局部可见突起皮肤的半球形肿物，表面光滑，皮色不变，触之有囊性感，压痛轻微或无压痛，与皮肤不相连，周围境界清楚，基底固定或推之可动。反复刺激则囊变为软骨样硬，但仍有一定的弹性。

根据相关的病史、临床表现和检查可诊断为腱鞘囊肿。

四、辨证要点

（1）气滞型：多为发病的初期，肿物按之柔软，可移动，时大时小，局部有疼痛及胀感。舌红，脉弦紧。

（2）瘀结型：病程长，多有反复发作病史，肿块较小，但触之硬韧似软骨，疼痛，移动度差，局部活动不同程度受限。舌暗红，脉弦滑。

五、治疗

1. 针灸治疗

（1）毫针

治疗原则：行气活血，舒筋散结。

主方：囊肿局部阿是穴。

刺灸方法：囊肿局部常规消毒，用较粗的毫针在囊肿的正中和四周各刺入一针，以刺破对侧的囊壁为度。

配穴：发于腕背者，加外关；发于足背者，加解溪。

（2）三棱针法：选取阿是穴，囊肿局部常规消毒后，用三棱针对准囊肿高点刺入，起针后在肿块四周加以挤压，尽量使囊内的黏稠状物全部排出，然后常规消毒并加压包扎，以减少复发。

（3）火针：将囊肿局部消毒，一手固定囊肿，一手持火针在乙醇灯上烧红至发白，迅速地刺入囊肿，随即出针后两手持干棉球在针孔周围挤压，尽量使囊内的黏稠状物全部排出，然后常规消毒并加压包扎。

2. 中药治疗

（1）气滞型：行气导滞散结。桃红四物汤和金铃子散。

（2）瘀结型：活血祛瘀散结。复元活血汤。

六、预后

在囊肿发生的早期，有少数患者能自行消失，可先做适当休息观察。1～2周不能自行消退者，应及时选择措施给予治疗。针灸治疗本病有较好的效果。

七、预防和调护

平时应注意劳逸结合，避免肌腱、关节囊受损。局部保暖，避免寒湿的侵入。治疗期间患部的活动应适当，以免增加滑液渗出，使囊肿增大。应用热水对患处进行冲洗，使局部气血通畅，促进血液循环。

参考文献

[1] 张雅丽. 中医护理[M]. 上海：复旦大学出版社，2015.

[2] 王绪前. 中医食疗[M]. 北京：中国中医药出版社，2015.

[3] 陈家旭. 中医诊断学[M]. 北京：中国中医药出版社，2015.

[4] 缪晚虹，张兴儒. 实用中医眼科学[M]. 北京：中国中医药出版社，2015.

[5] 冷方南. 肾炎中医治疗学[M]. 北京：人民军医出版社，2015.

[6] 颜乾麟. 中医气血证治学[M]. 北京：中国中医药出版社，2015.

[7] 沈爱明，魏素华. 中医护理学[M]. 南京：东南大学出版社，2015.

[8] 胥京生，胥波. 流产中医特色疗法[M]. 北京：人民军医出版社，2015.

[9] 杨旸. 实用中医诊疗手册[M]. 北京：人民军医出版社，2015.

[10] 石岩，马铁明，张宁苏. 中医临床能力实训[M]. 北京：中国中医药出版社，2015.

[11] 徐荣谦. 中医儿科临证必备[M]. 北京：人民军医出版社，2015.

[12] 顾宁，陈红锦. 冠心病中医特色疗法[M]. 北京：人民军医出版社，2015.

[13] 李志沧. 李志沧传统中医正骨术[M]. 北京：中国医药科技出版社，2015.

[14] 孙绍裘，孙达武. 中医骨伤科发展简史[M]. 北京：人民军医出版社，2015.

[15] 李昌提. 中医辨证论治方略[M]. 北京：中医古籍出版社，2015.

[16] 贾立群，李珮文. 肿瘤中医外治法[M]. 北京：中国中医药出版社，2015.

[17] 倪青. 糖尿病中医循证治疗学[M]. 北京：科学技术文献出版社，2015.

[18] 张煜，王国辰. 现代中医名家妇科经验集[M]. 北京：中国中医药出版社，2015.

[19] 李灿东. 中医诊断学[M]. 北京：中国中医药出版社，2016.

[20] 陈红风. 中医外科学[M]. 北京：中国中医药出版社，2016.

[21] 谈勇. 中医妇科学[M]. 北京：中国中医药出版社，2016.

[22] 王键. 中医基础理论[M]. 北京：中国中医药出版社，2016.

[23] 彭清华. 中医眼科学[M]. 北京：中国中医药出版社，2016.

[24] 黄桂成，王拥军. 中医骨伤科学[M]. 北京：中国中医药出版社，2016.

[25] 徐桂华，胡慧. 中医护理学基础[M]. 北京：中国中医药出版社，2016.

[26] 张俐. 中医正骨学[M]. 北京：中国中医药出版社，2016.

[27] 于天源，孟丽华. 中医外治技术[M]. 北京：中国中医药出版社，2016.

[28] 黄桂成. 中医筋伤学[M]. 北京：中国中医药出版社，2016.

[29] 张奇文，朱锦善. 实用中医儿科学[M]. 北京：中国中医药出版社，2016.

[30] 杨世忠. 中医肝胆病学[M]. 北京：中国中医药出版社，2016.

[31] 魏执真，易京红，韩垚. 心律失常中医诊治[M]. 北京：中国协和医科大学出版社，2016.

[32] 孙秋华. 中医临床护理学[M]. 北京：中国中医药出版社，2016.

[33] 杨毅玲，宋月晗. 中医诊断学巧记[M]. 北京：中国中医药出版社，2016.

[34] 李大勇. 中医外科验案赏析[M]. 北京：中国中医药出版社，2016.

[35] 方显明. 心血管疾病中医康复疗法[M]. 北京：中国中医药出版社，2016.